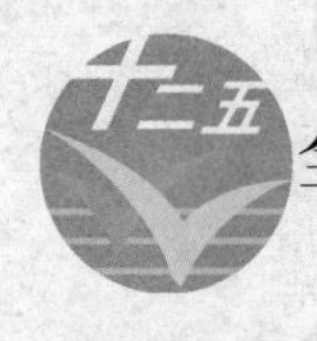

全国中医药行业中等职业教育“十二五”规划教材

中药鉴定技术实训指导

（供中药、药剂、药学、中药制药、制药技术及相关专业用）

主　编　李炳生（宝鸡职业技术学院）

副主编　张春燕（黑龙江省中医药学校）

　　　　付兴锋（甘肃省中医学校）

编　委　（以姓氏笔画为序）

　　　　邓可众（江西中医药大学）

　　　　付兴锋（甘肃省中医学校）

　　　　李炳生（宝鸡职业技术学院）

　　　　张习中（曲阜中医药学校）

　　　　张玮玮（山西药科职业学院）

　　　　张春燕（黑龙江省中医药学校）

　　　　罗春元（海南省卫生学校）

　　　　谭银平（佛山市南海区卫生职业技术学校）

中国中医药出版社

·北　京·

图书在版编目（CIP）数据

中药鉴定技术实训指导/李炳生主编．—北京：中国中医药出版社，2015.8
全国中医药行业中等职业教育“十二五”规划教材
ISBN 978-7-5132-2574-8

Ⅰ.①中…　Ⅱ.①李…　Ⅲ.①中药鉴定学－中等专业学校－教材
Ⅳ.①R282.5

中国版本图书馆CIP数据核字（2015）第121902号

中国中医药出版社出版
北京市朝阳区北三环东路28号易亨大厦16层
邮政编码　100013
传真　010 64405750
北京燕鑫印刷有限公司印刷
各地新华书店经销
*
开本787×1092　1/16　印张9.75　字数215千字
2015年8月第1版　2015年8月第1次印刷
书　号　ISBN 978-7-5132-2574-8
*
定价　20.00元
网址　www.cptcm.com

社长热线　010 64405720
购书热线　010 64065415　010 64065413
微信服务号　zgzyycbs
书店网址　csln.net/qksd/
官方微博　http://e.weibo.com/cptcm
淘宝天猫网址　http://zgzyycbs.tmall.com

全国中医药职业教育教学指导委员会

前　言

中医药职业教育是我国现代职业教育体系的重要组成部分，肩负着培养中医药多样化人才、传承中医药技术技能、推动中医药事业科学发展的重要职责。教育要发展，教材是根本，是提高教育教学质量的重要保证，是人才培养的重要基础。为贯彻落实习近平总书记关于加快发展现代职业教育的重要指示精神和《国家中长期教育改革和发展规划纲要（2010—2020年）》，国家中医药管理局教材办公室、全国中医药职业教育教学指导委员会紧密结合中医药职业教育特点，适应中医药中等职业教育的教学发展需求，突出中医药中等职业教育的特色，组织完成了“全国中医药行业中等职业教育‘十二五’规划教材”建设工作。

作为全国唯一的中医药行业中等职业教育规划教材，本版教材按照“政府指导、学会主办、院校联办、出版社协办”的运作机制，于2013年启动编写工作。通过广泛调研、全国范围遴选主编，组建了一支由全国60余所中高等中医药院校及相关医院、医药企业等单位组成的联合编写队伍，先后经过主编会议、编委会议、定稿会议等多轮研究论证，在400余位编者的共同努力下，历时一年半时间，完成了36种规划教材的编写。本套教材由中国中医药出版社出版，供全国中等职业教育学校中医、护理、中医护理、中医康复保健、中药和中药制药等6个专业使用。

本套教材具有以下特色：

1. 注重把握培养方向，坚持以就业为导向、以能力为本位、以岗位需求为标准的原则，紧扣培养高素质劳动者和技能型人才的目标进行编写，体现“工学结合”的人才培养模式。

2. 注重中医药职业教育的特点，以教育部新的教学指导意见为纲领，贴近学生、贴近岗位、贴近社会，体现教材针对性、适用性及实用性，符合中医药中等职业教育教学实际。

3. 注重强化精品意识，从教材内容结构、知识点、规范化、标准化、编写技巧、语言文字等方面加以改革，具备“精品教材”特质。

4. 注重教材内容与教学大纲的统一，涵盖资格考试全部内容及所有考试要求的知识点，满足学生获得“双证书”及相关工作岗位需求，有利于促进学生就业。

5. 注重创新教材呈现形式，版式设计新颖、活泼，图文并茂，配有网络教学大纲指导教与学（相关内容可在中国中医药出版社网站 www. cptcm. com 下载），符合中等职业学校学生认知规律及特点，有利于增强学生的学习兴趣。

本版教材的组织编写得到了国家中医药管理局的精心指导、全国中医药中等职业教育学校的大力支持、相关专家和教材编写团队的辛勤付出，保证了教材质量，提升了教材水平，在此表示诚挚的谢意！

我们衷心希望本版规划教材能在相关课程的教学中发挥积极的作用，通过教学实践的检验不断改进和完善。敬请各教学单位、教学人员及广大学生多提宝贵意见，以便再版时予以修正，提升教材质量。

国家中医药管理局教材办公室
全国中医药职业教育教学指导委员会
中国中医药出版社
2015 年 4 月

编写说明

《中药鉴定技术实训指导》是“全国中医药行业中等职业教育‘十二五’规划教材”之一。本教材是依据习近平总书记关于加快发展现代职业教育的重要指示和《国家中长期教育改革和发展规划纲要（2010—2020年）》精神，为适应中医药中等职业教育的教学发展需求，突出中医药中等职业教育的特色，由全国中医药职业教育教学指导委员会、国家中医药管理局教材办公室统一规划、宏观指导，中国中医药出版社具体组织，全国中医药中等职业教育学校联合编写，供中医药中等职业教育教学使用的教材。

本教材力求职业教育专业设置与产业需求、课程内容与职业标准、教学过程与生产过程“三对接”，“崇尚一技之长”，提升人才培养质量，做到学以致用。教材编写强化质量意识、精品意识，以学生为中心，以“三个对接”为宗旨，突出思想性、科学性、实用性、启发性、教学适用性，在教材内容结构、知识点、规范化、标准化、编写技巧、语言文字等方面加以改革，从整体上提高教材质量，力求编写出“精品教材”。

本教材适用于中等职业学校的中药、药剂、药学、中药制药、制药技术等专业教学使用。主要介绍中药鉴定必备知识与技能，包括中药的原植物鉴定、性状鉴定、显微鉴定、理化鉴定、中成药鉴定等内容。其中重点介绍中药性状及显微鉴定。本实训教材共9个模块，55个项目，具有以下特点：

本教材具有以下特点：

1. 实用性 根据中职学生的学习需求，行业需要，将实用性较强的显微制片、生物绘图、显微绘图、显微描绘器的使用、显微测微尺的使用、荧光试验、水分测定、灰分测定等中药鉴定的基本技能与基本操作单列为一个模块，以满足不同专业及不同层次的教学需要。

2. 新颖性 按照重点中药、易混淆中药、常见中药分层次编写。重点中药主要介绍性状鉴定要点、显微鉴定特征及简单、实用的理化鉴定方法；对易混淆中药则对比鉴别，注重区别要点，使学生易于学习，易于掌握；常见中药则以性状鉴定为主。以期培养学生的职业技能与职业素质。

3. 严谨性 本教材中的数据来自于《中华人民共和国药典》，操作方法主要参考了《中国药品检验标准操作规范》。

本教材的编写分工为：李炳生编写模块一中药鉴定必备知识与技能，模块八动物、矿物类中药鉴定技能实训，并负责全书统稿工作；付兴锋负责编写模块二根及根茎类中药鉴定技能实训；张玮玮负责编写模块三茎木类、皮类中药鉴定技能实训；张春燕负责编写模块四叶类、花类中药鉴定技能实训；张玮玮、罗春元共同完成模块五果实种子类中药鉴定技能实训；谭银平负责编写模块六全草类中药鉴定技能实训；张习中负责编写模块七藻类、菌类、树脂类及其他类中药鉴定技能实训；邓可众负责编写模块九中成药鉴定技能实训。

本教材在编写过程中，得到中国中医药出版社及各参编院校领导的大力支持，得到宝鸡市太白县万花山生态农业发展有限公司钟华经理提供有关设备器材，在此衷心表示感谢。

为了突出教材的实用性，体现教材的特色，在教材内容方面，编写人员做了一些大胆尝试。但由于编者水平有限，加之时间仓促，难免有不妥及不足之处，敬请广大师生提出宝贵意见，以便再版时修订提高。

《中药鉴定技术实训指导》编委会

2015 年 5 月

目　　录

模块一　中药鉴定必备知识与技能

项目一　生物显微镜的构造及使用方法

生物显微镜是一种精密的光学仪器，它的应用已有三百多年历史。显微镜的应用使人们进入到了另外一个世界，看清了许多细小微生物及构成生物的基本单位——细胞，使人们对自然界的认识有了一个很大的飞跃。

显微镜在中药的真、伪、优、劣鉴定中发挥着重要作用，科研工作者可以利用它观察晶体的形状来鉴定矿物的种类，通过观察动物的毛发、表皮特征来鉴定动物品种，根据植物细胞中草酸钙晶体的类型，淀粉粒的形状、层纹、脐点的有无，石细胞形态来鉴定中药材的真伪，利用显微镜还可判断中成药中投料是否正确及中成药的处方组成。

现代中成药多为饮片粉末及浓缩物，但根据药物的化学成分，进行显微化学反应，通过显微镜观察晶体的形状可以鉴定中成药真伪。近年来，利用显微镜观察中药材或药用植物的显微化学反应，可辨别药物有效成分在中药材或植物中分布的确切部位。

生物显微镜是一种精密仪器，只有了解显微镜的构造与原理，知道显微镜各部件的作用，才能正确使用，并充分发挥它的作用。

一、生物显微镜的构造

生物显微镜分为机械部分和光学部分。

1. 机械部分

(1) 镜筒　位于显微镜的最上端，为金属圆筒，上接目镜，下接转换器。镜筒有单筒和双筒两种。

(2) 转换器　为镜筒下的圆盘，可以自由转动，其上装有3~4个物镜。

(3) 镜臂（镜柱）　为固定载物台及镜筒的部分。

(4) 载物台　为方形或圆形的盘，用以载放被检物体，中心有一个通光孔。在载物台上装有金属弹簧夹，用以固定标本片；载物台下装有标本移动旋钮，将标本固定后，能向前后左右移动。

(5) 调节轮　又称为调节螺旋，位于镜臂的左右两侧，有大小两对。大的称为粗调节轮，转动时可使载物台迅速上下移动；小的为细调节轮，转动时可使模糊图像变得更清晰。

（6）镜座　位于显微镜底部，支持全镜，使显微镜更加稳固。

2. 光学部分

（1）目镜　装于镜筒上端，上面一般标有“10×”“16×”等放大倍数。

（2）物镜　物镜安装在转换器上，常有2～4个，因接近被观察的物体，又称“接物镜”。一般低倍物镜较短，高倍物镜较长，上面标有放大倍数等主要参数，如“4×”“10×”“40×”“100×”分别表示不同的放大倍数。放大倍数为100倍（为“100×”）的油镜，使用时在载玻片上滴一滴香柏油，将镜头接触油滴后观察。

（3）聚光器　位于载物台的下面，聚光器汇聚光线成光束而照射标本。聚光器由聚光镜和可变光栏组成。升降聚光器，可调节光线的强弱，同时调节可变光栏也可调节进光量，两者合用，可得到适当的光照和清晰的图像。

（4）光源　新式的显微镜光源安装在显微镜的镜座内，通过按钮开关来控制；老式的显微镜大多是采用附着在底座上的反光镜，反光镜是一个两面镜子，一面是平面，另一面是凹面，光线弱时可用凹面反光镜（图1-1）。

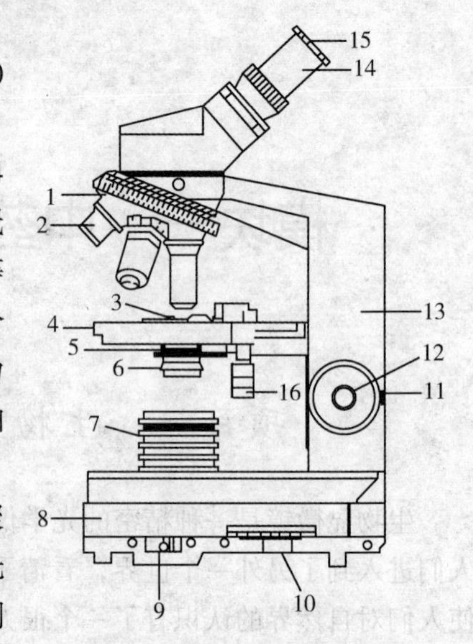

图1-1　生物显微镜构造图

1. 物镜转换器　2. 接物镜　3. 游标卡尺　4. 载物台　5. 聚光器　6. 可变光栏　7. 光源　8. 镜座　9. 电源开关　10. 光源滑动变阻器　11. 粗调螺旋　12. 微调螺旋　13. 镜臂　14. 镜筒　15. 目镜　16. 标本移动螺旋

二、生物显微镜的使用

1. 取镜　显微镜从显微镜柜或镜箱内拿出时，要用右手紧握镜臂，左手托住镜座，平稳地将显微镜搬运到实验台上。

2. 放镜　将显微镜放在自己身体的左前方，离桌子边缘10cm左右，右侧可放实验报告本或绘图纸。

3. 对光　上升聚光镜至合适位置，打开光栏，将低倍镜（4×物镜）转至镜筒的正下方（听到“嘚”一声），转动反光镜（或接通电源），使目镜中出现明亮均匀的视野。

4. 放片　将制好的载玻片放在载物台上，使观察的切片正对载物台中央的透光孔，用弹簧夹将其固定。

5. 低倍镜观察　左眼靠近目镜进行观察，并转动粗调节轮，直至物像出现，再用细调节旋钮使物像清晰为止。也可调节载物台下面的纵横调节轮，移动载玻片，选择要观察的图像。

6. 高倍镜观察　在低倍物镜观察的基础上，选择要放大观察的部位，移动到视野的中央，转动到高倍镜，再调节至图像清晰（较好的显微镜低倍、高倍镜头是同焦的）。

7. 将各部分还原　实训结束后，转动物镜转换器，使物镜不与载物台通光孔相对，再将载物台下降至最低，取下标本片，反光镜垂直，最后用柔软纱布清洁载物台等机械部分，然后将显微镜放回柜内或箱中。

注意事项

（1）拿取显微镜时，一定要右手拿镜臂，左手托镜座，不可单手拿，更不可倾斜拿。

（2）观察标本时，必须先用低倍镜，再用高倍镜，在使用高倍镜时，切不可使用粗调节轮，以免压碎玻片或损伤镜面。

（3）显微镜光学部分只能用擦镜纸清洁，机械部分用绸布擦拭，以保证光洁度。

（4）观察时，两眼同时睁开，左右眼交替观察，以免眼睛疲劳，并养成左眼观察、右眼用于绘图的习惯。

项目二 常用的显微制片技术

在进行中药显微鉴定时，对不同的检品，观察的内容常不相同，例如，有的需要观察组织构造，有的需要观察细胞形态，有的需要观察草酸钙晶体、淀粉粒等内含物的特征，正确选用不同的制片法对鉴定中药真伪有重要意义。显微鉴定常用的制片方法有：粉末制片、表面制片、横切片制片等。

一、中药粉末制片

中药粉末制片是中药显微鉴定最常用的制片方法之一，其方法简单，操作简便，主要适用于植物细胞及内含物的观察。

1. 水装片的制作 水装片适用于观察淀粉粒、油滴、树脂等细胞后含物及细胞的形态等特征，也适合于中药材组织构造的观察。

工作准备 生物显微镜、盖玻片、载玻片、镊子、解剖针、擦镜纸、吸水纸、蒸馏水或稀甘油。

操作方法 取一干净的载玻片和盖玻片，放在实验台上。用镊子或解剖针取少量中药材粉末置于载玻片中央。滴加蒸馏水2～3滴，用解剖针搅拌均匀。左手持载玻片，右手持盖玻片，先将盖玻片边缘与水液的边缘接触，待液体展开后，缓缓放下盖玻片，这样可使盖玻片下的空气逐渐被水挤出，以免产生气泡。盖玻片边缘若有多余水液，可用吸水纸吸去。

若气温较高，盖玻片下水液蒸发较快，可采用稀甘油装片。若要观察或测量淀粉粒的大小，可采用甘油－醋酸液装片，以防止淀粉粒吸水膨胀变形。

注意事项

（1）制片时粉末不可挑取太多，适量即可。

（2）供试品粉末过四号筛（65目）。

（3）若水液从盖玻片边缘溢出，用吸水纸吸去多余水液。

2. 透化片的制作 透化片适用于观察细胞形状、组织构造及细胞中的各种结晶体。

工作准备 生物显微镜、酒精灯、盖玻片、载玻片、镊子、解剖针、擦镜纸、吸水纸、火柴、水合氯醛试液、稀甘油。

操作方法 取一干净的载玻片和盖玻片，放在实验台上。用镊子或解剖针取少量中药材粉末置于载玻片中央。滴加水合氯醛液3～4滴，用解剖针搅拌均匀，置于酒精灯上小火微微加热透化，待液体浓稠时，再滴加水合氯醛液几滴，继续加热透化，重复2～3次，透化至透亮为度。待载玻片冷却后，滴加稀甘油1～2滴（以防止水合氯醛结晶析出），搅拌均匀后，盖上盖玻片，用吸水纸吸去多余液体。

注意事项

（1）加热透化时，应先将载玻片在火上预热，以防加热不匀而使玻片爆裂。

（2）透化时勿使其沸腾，否则产生气泡，妨碍观察。

二、表面制片

表面制片适用于观察表皮细胞、气孔、毛茸等表面特征，适用于叶类、花类及全草类中药的鉴定。另外幼茎、果皮、种皮等亦可制成表面制片观察。

工作准备 生物显微镜、盖玻片、载玻片、镊子、解剖针、吸水纸、蒸馏水、新鲜中药标本。

操作方法 取一干净的载玻片和盖玻片，放在实验台上。将供试品湿润软化后，以左手持材料，右手持尖嘴镊子，用镊子夹住材料表皮，撕取表皮。用刀片切取表皮面积约$4mm^2$大小，一正一反置载玻片中央，滴加蒸馏水或稀甘油2～3滴，盖上盖玻片直接观察或透化处理后观察。

注意事项 注意分清正、反面，也可分别封藏观察。

三、横切片制作

1. 徒手切片法 是显微鉴定中最基本也是最常用的切片方法，不但操作简便迅速，而且制成的切片还可以保持其细胞和内含物的固有形态，便于进行各种显微化学反应。

工作准备 生物显微镜、盖玻片、载玻片、培养皿、刀片、吸水纸、蒸馏水、稀甘油、中药材标本。

操作方法 取干净的载玻片和盖玻片各一片，放在实验台上。选取经软化处理后的中药材，切成3～5cm的小段。以左手的拇指、食指及中指夹住材料，使之固定不动。为防止刀伤，拇指应略低一些，并使材料上端高出手指2～3mm。右手大拇指和食指捏住刀片一角，刀口向内，并与药材垂直。左手保持不动，用右手使刀口自左前方向内侧右后方拉切。切片时不要两手同时拉动，材料要一次切下，切忌中途停顿或作“拉锯”式切片。

切好后，用毛笔将切片轻轻移入培养皿的清水中备用。挑选薄而平的切片，置于载玻片中央，滴加蒸馏水2～3滴。取盖玻片，使盖玻片一边接触液体边缘，待液体沿边缘扩散后缓缓放下盖玻片，以防止产生气泡。装片后，用吸水纸吸去多余液体。

注意事项

（1）切片时要注意拇指，以防刀伤。

（2）切片时保持刀片与药材垂直。

（3）切片前先将材料和刀口上蘸些水，使之切时滑润。

（4）柔软而薄的材料，如叶片、花瓣等，不便直接手持切片的，可用通草或向日葵等植物的茎髓剖成两半夹着切片。

2. 滑走切片法 是利用滑走切片机，将材料夹在上面直接进行切片。它是一种简单的机械操作，主要用于较坚硬中药材的切片。

工作准备 滑走切片机、生物显微镜、盖玻片、载玻片、刀片、吸水纸、中药材标本。

操作方法 将处理软化的材料固定在推进器上的夹子中，使其高出夹面约0.5cm，在刻度盘上调节好需要切片的厚度，然后在夹刀器上安装切片刀，调整刀锋与材料切面以及刀口与材料纵轴方向所成的2个角度，均应为30°~45°。

转动摇柄，使材料上升至顶面离刀口0.5~1mm，然后即可切片。切片时用右手推、拉刀具的握手，使切片刀延着滑槽往返移动，材料会自动地做等距离升高，切片刀每往返1次即可得一均匀的薄片。切片时，材料和刀口都要保持湿润，每切一片后要用毛笔蘸水或稀乙醇使材料的切面和刀口湿润。切得的薄片置盛水或稀乙醇的培养皿中。因滑走切片厚薄均匀而多完整，所以选片只用目选。

注意事项 严格按照滑走切片机说明书操作。

项目三 生物绘图及显微绘图技术

中药鉴定技术涉及中药材的原植物形态、组织构造及粉末显微等特征，教材或中药资料中常包括有大量的生物插图及显微图片。插图具有具体、形象、简练的特点，能使动、植物重要的形态、复杂的构造及特征简单明了地表现出来，它是一般文字无法代替的，是简化了的文字，常被称为课堂的第二语言。

生物绘图及显微绘图是中药专业学生及中药鉴定工作者必备的技能，通过绘制生物图或者观察生物图，能使枯燥的课堂气氛变得活跃，提高学生的学习兴趣，还可帮助学生理解专业知识，掌握专业技能，记忆课堂内容，还可培养学生仔细观察、分析比较及独立思考的能力，又可培养学生科学的工作态度及实事求是的工作作风。

在实训教学中，教师可以通过学生绘制的生物图或显微图，判断学生在实训过程中的认真程度及对知识的理解程度，也可观察到学生的工作态度及观察问题、分析问题的能力。

一、生物图的绘法

（一）生物图绘制的一般步骤

1. 构图 根据所绘生物标本的内容要求，设计各个部分所占比例，先勾画出图形轮廓，避免因画面比例失调造成画面的混乱与失衡，而影响绘图的质量。

2. 草图 用尖的软铅笔（HB）轻轻地在图纸上按照物体的形态特征补充与完善各部分内容，即形成草图。绘图时，要注意对照观察所绘图形大小、比例是否与实物相符合。正式绘制时要用2H或3H绘图硬铅笔，按顺手的方向动笔，描出与物体相吻合的线条。线条要均匀，最好一次成图，不绘重线，以免模糊。

3. 成图 即上色或着墨的过程。用铅笔绘制的图片，扫描或照相后颜色较灰暗，只有用绘图墨水及绘图笔绘制的生物图，才黑白分明，轮廓清晰，才可用于印刷。

成图是绘图的关键，必须一丝不苟，如果绘的图是要出版或发表，则还需要用绘图笔细致地描在硫酸纸上。现行出版物中的插图大多采用这种绘法。

4. 图题与图注 图画好后应当附上图题与图注，图题要说明某种植物的图，图注要尽可能详细地注解，根据指示线标注序号或各部分名称，这些指示线要避免影响图的组织构造，尽量避免深入图中1/2以上，线条要平行，指示线和指示线之间应当有适当的距离，为了避免指示线过密，可使用折线。在注解部分按照图中序号标明名称（图1－2、图1－3、图1－4）。

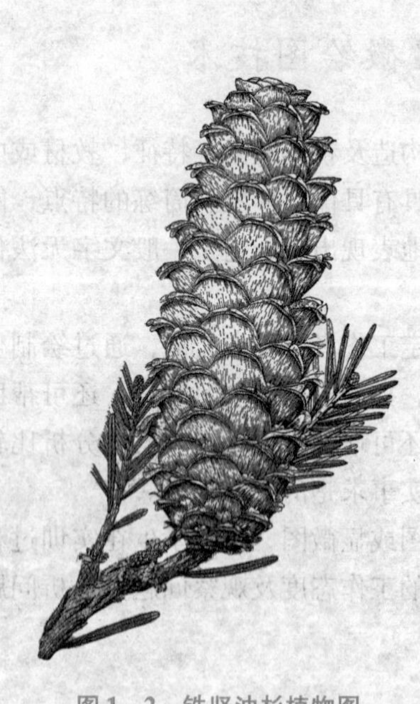

图1－2 铁坚油杉植物图

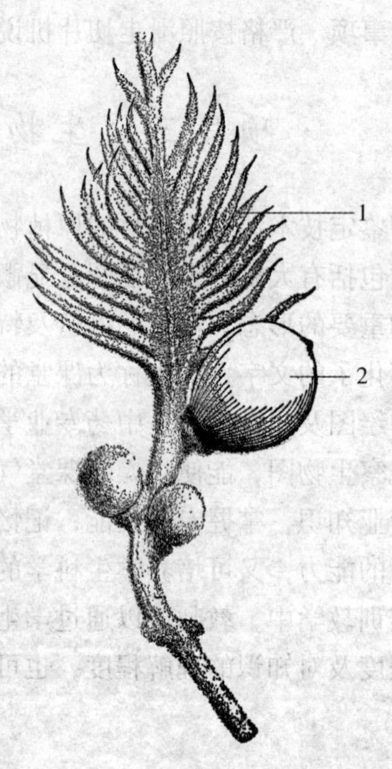

图1－3 苏铁大孢子叶及种子图

1. 大孢子叶 2. 种子

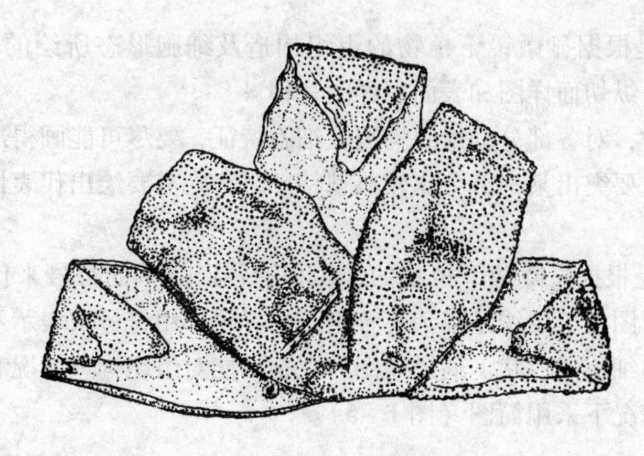

图1-4 化橘红药材图

（二）绘制生物图应注意的事项

1. 科学性和准确性 生物图的绘制要求绘图必须具有高度的科学性、准确性和真实性。它不同于一般的美术创作，不要求过于美观，但要求把生物器官的特征及组织构造真实、正确地描绘出来，并尽可能地表现自然的生活状态。

2. 点、线要清晰流畅 线条要一笔绘出，粗细均匀，光滑清晰，接头处无分叉和重线条痕迹，切忌重复描绘。

3. 比例要准确 在绘制生物图时，一定要注意动、植物不同的生长时期有不同的比例，如初期、中期、后期茎的形态，顶部、中部、底部叶片的类型与差异等。在绘制植物的组织构造时要严格按照植物构造的原有比例，在绘制植物器官时，不仅要注意器官自身的比例，还要注意与其他器官及整个植物之间的比例。

4. 突出主要特征 生物图允许主要形态特征重点描绘，而其他部分可仅绘出轮廓，以表示其完整性。

5. 图纸及版面要保持整洁 绘图完成后，图纸及版面要整洁清晰。

6. 正确地标注 图注一律用数字标示或文字标示，并要求用水平的直线引出，最好在图的右侧，必须整齐一致。

7. 必须徒手作图 不能借助尺、圆规等工具，尽量显示特征的自然形态。

绘图一律要求用铅笔，通常用2H或3H铅笔，不要用钢笔、有色水笔或圆珠笔。

形态不规则的动植物图一般用圆点衬阴，表示明暗和颜色的深浅，给予立体感。点要圆而整齐，大小均匀，根据需要灵活掌握疏密变化，不能用涂抹阴影的方法代替圆点。

二、显微图的绘法

显微图的绘法及步骤同生物图。显微图绘制时要注意将显微镜放左侧，绘图纸放在右侧，左眼观察镜内物像，右眼观察图纸，用铅笔将所见物像画在图纸上。

中药材的显微特征图可分为三人类：组织详图、组织简图及粉末图。

1. 详图 就是根据显微镜下植物的组织构造及细胞形态所绘的植物组织构造图。常分横切面详图、纵切面详图和表面观详图三种。

在绘制详图时，对各部分的组织构造及细胞特征，要尽可能画得准确。如果植物的组织构造对称，或要突出某一部分比较典型特征时，则需要绘出代表性的部分，其余细胞可以不画。

2. 简图 就是根据显微镜下植物的组织构造，以简单的符号来代表各部分的组织构造图。在植物简图中，用线条表示各种组织的界限，用符号来表示不同的组织及分布情况，一般不画出细胞的形状。通过简图的观察，能对组织构造情况有清晰而简明的了解，教材中多数情况下采用简图（图1－5）。

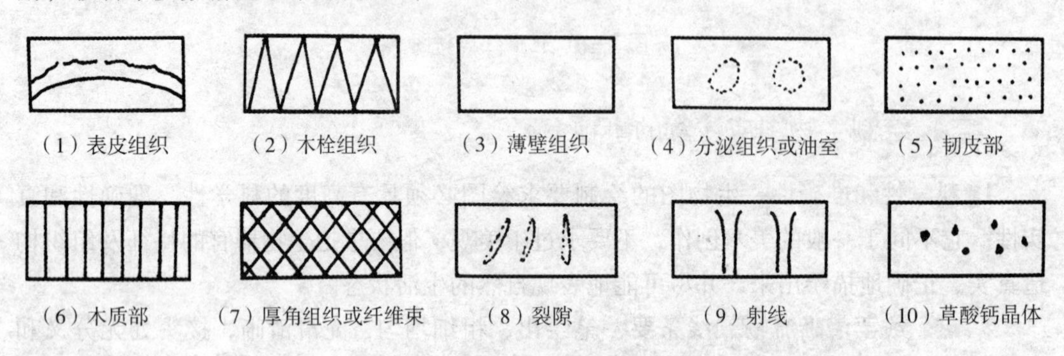

图1－5 植物组织简图常用符号

3. 粉末图 就是根据显微镜下植物、动物细胞的形态及内含物特征所绘的图。如各种形状的纤维、石细胞、导管、油细胞、草酸钙结晶、淀粉粒、腺毛、非腺毛等。

图画好后应当附上尽可能详细的注解，按照图中序号标明名称。

细胞后含物、植物组织显微图实例见图1－6、图1－7。

在绘制植物组织构造时，一定要注意各组织间的比例关系；在绘制粉末显微图时，要注意典型特征。在处理图的立体构造时，以点的浓淡来表示，不可涂抹，点细点时，要点成圆点，不可点成小撇。点与线的运用是显微绘图的重要特点。

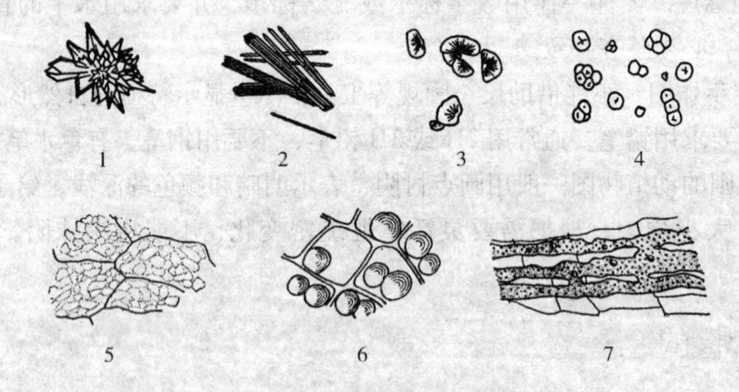

图1－6 细胞后含物详图

1. 人参草酸钙簇晶 2. 麦冬草酸钙针晶 3. 桔梗菊糖 4. 牡丹皮淀粉粒
5. 天麻糊化的多糖类颗粒 6. 小茴香油滴 7. 桔梗乳汁管

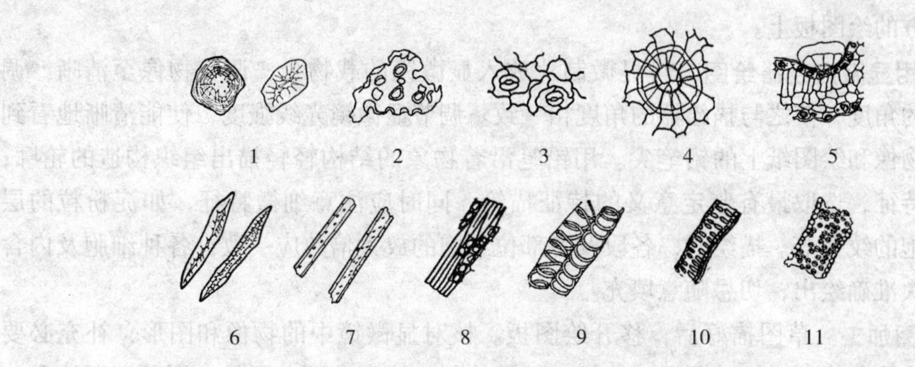

图1－7　植物组织形态详图

1. 黄连石细胞　2. 槟榔胚乳碎片　3. 直轴式气孔　4. 腺鳞顶面观　5. 腺鳞侧面观
6. 黄芩韧皮纤维　7. 木纤维　8. 甘草晶纤维　9. 半夏螺纹导管　10. 三七梯纹导管　11. 具缘纹孔导管

项目四　显微描绘器的使用

绘图是中药鉴定工作者必备的基本技能，绘图的好坏关系到科研成果的准确性。为了更好地绘出显微镜下的植物组织构造及中药粉末显微特征，有时必须借助显微描绘器绘制。

一、显微描绘器的构造

显微描绘器是描绘显微镜下所见物体的物像时所用的一种仪器，分为平镜反射式和棱镜反射式两种。棱镜反射式显微描绘器光学系统如图1－8所示。描绘器由两个棱镜A、B粘合在一起，两棱镜粘合面PP′镀银，中央留有一小圆孔M，旁侧有一反射棱镜C，与垂直方向约成75°角。标本片上物体的物像经物镜E、目镜D及PP′平面上的小孔M达到视野，而绘图纸上图画的像则经反射棱镜C反射到棱镜A的镀银面PP′上，再经反射进入观察者视野。所以，观察者的眼睛可同时看到显微镜中的物像和绘图板上图画的像，这样即可进行描绘。

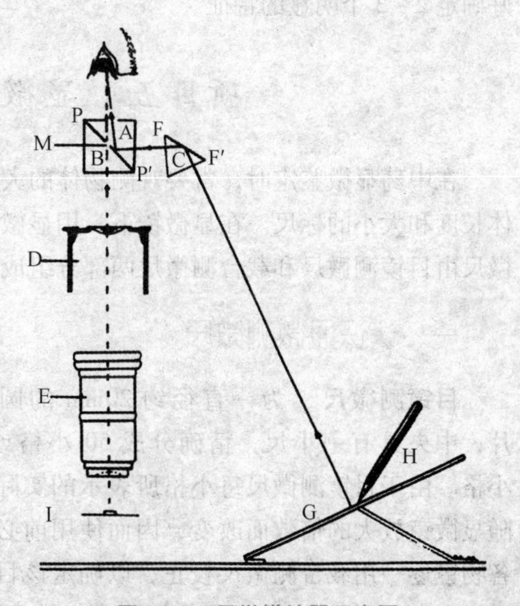

图1－8　显微描绘器示意图

A. 直角棱镜　B. 直角棱镜　C. 反射棱镜　D. 目镜
E. 物镜　H. 绘图铅笔　G. 绘图板及绘图纸　I. 标本片
FF′. 涂有水银的棱镜面　PP′. 涂有水银的粘合面
M. 未涂水银的部分圆粘合面

二、显微描绘器的使用

1. 安装描绘器　取下显微镜的目镜，在目镜斜筒上装上描绘器，把绘图纸放在三棱镜下方的绘图板上。

2. 使用显微描绘器绘图 将显微制片放入显微镜的载物台，调节物像至清晰。调节绘图板的角度，使之与描绘器的角度相一致。调节显微镜光线强度，使能清晰地看到视野中的物像和绘图纸上的铅笔尖。用铅笔沿着物象的结构轻轻描出组织构造的轮廓；对于粉末特征，选取最有鉴定意义的特征描绘，同时应注意细微特征，如淀粉粒的层纹、石细胞的纹孔等。描绘时，各段及各部位细胞的放大倍数应一致，各种细胞及内含物等应依次准确绘出，切忌随意填充。

3. 草图加工 草图描好后，移开绘图板。核对显微镜中的物像和图形，补充必要的细节，将线条修补完整、圆滑、流畅、粗细均匀。按要求写上图号、图题、图注和放大倍数。

放大倍数的计算，按下列公式计算：

$$放大倍数 = \frac{绘图纸上描绘的图像长度}{被描绘目的物的实际长度}$$

注意事项

（1）显微描绘器安装后，注意调节显微镜光线强度，使绘图纸、铅笔的图像与显微镜的物像重合。

（2）绘制的显微特征要有代表性。

（3）描绘一个视野容纳不下的长形物像时，可以先描绘完一个视野，然后微微移动标本片，再描绘连接的部分。为了使标本片移动后物像与图像衔接，移动标本片前最好确定 2 ~3 个明显的特征。

项目五　显微测微尺的使用

在中药显微鉴定时，常要观测物体的大小，显微测微尺是用来测量显微镜下所见物体长度和大小的标尺。在显微镜下，用显微测微尺常无法直接测出物体的大小。显微测微尺由目镜测微尺和载台测微尺两部分组成，两者标定换算后才可用于测量。

一、认识显微测微尺

目镜测微尺 为一直径约 20mm 的圆形玻片，中央具有一小尺，精确分成 50 小格或 100 小格。由于目镜测微尺每小格所表示的实际长度随显微镜放大的倍数而改变，因而使用前必须将各物镜逐一用载台测微尺校正，以确定该目镜测微尺在不同放大倍数下每小格表示的实际长度（图 1 -9）。

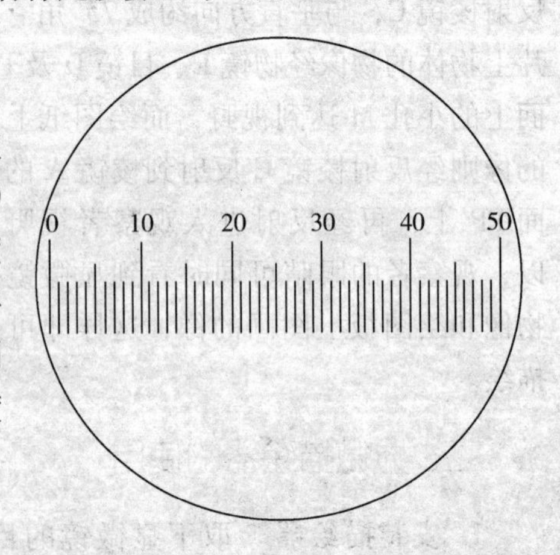

图 1 -9　目镜测微尺（50 小格）图

载台测微尺　为一特制载玻片，中央封有1mm长的小尺，精确分成10大格，每大格又分成10小格，共100小格，每小格长度为0.01mm，即10μm。载台测微尺的外围有一小黑环，以便于在显微镜下寻找。载台测微尺并不直接用来测量物体的长度和大小，而是用来校正目镜测微尺。经过校正后的目镜测微尺方可用来测量显微镜下物体的大小（图1-10）。

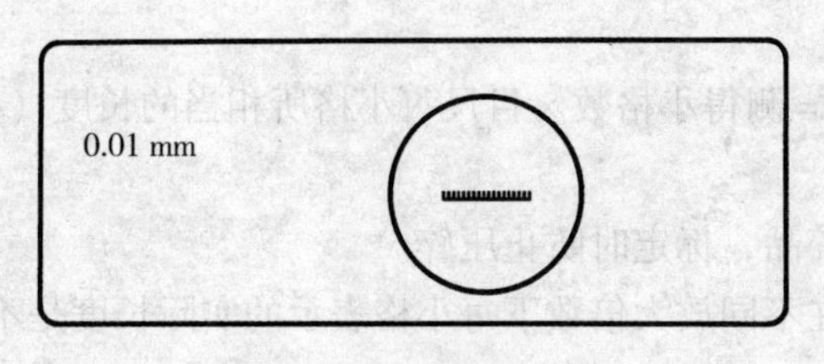

图1-10　载台测微尺图

二、目镜测微尺的标化

将目镜测微尺放入目镜内。将载台测微尺放在载物台上，使载台测微尺位于视野中央，调节图像至清晰。

适当移动载台测微尺或转动目镜，使两尺刻度重合。

自左端的重合线起向右找出第二条刻度重合线，根据两条重合线间两种测微尺小格数的比值，计算目镜测微尺在低倍镜下每小格的长度。一般需要测定多次，求其平均值。

同样办法可计算出目镜测微尺在高倍镜下每小格的长度。

计算公式：

$$\text{目镜测微尺小格长度}(\mu m)=\frac{\text{载台测微尺小格数}\times 10\mu m}{\text{目镜测微尺小格数}}$$

如图目镜测微尺90小格与载台测微尺35小格等长，则该放大倍数下，目镜测微尺每小格长度=35×10μm/90=3.88μm（图1-11）。

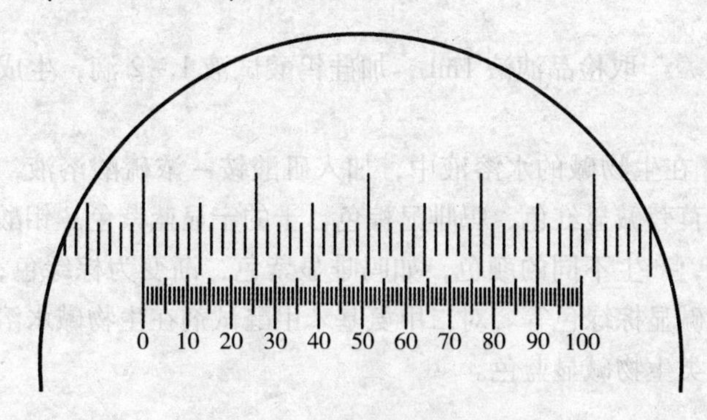

图1-11　目镜测微尺的校正图

三、测量物体大小

去掉载台测微尺后，将显微制片置于显微镜载物台上，找到目的物，转动目镜，使镜内目镜测微尺的刻度叠加在目的物上，观察该物共有几小格长，再乘以目镜测微尺在该放大倍数下每小格的长度即得。

计算公式：

实际长度（μm）＝测得小格数×目尺每小格所相当的长度（μm）

注意事项

（1）测微尺为易碎品，标定时防止压碎。

（2）目镜测微尺在不同放大倍数下每小格表示的实际长度是不同的。

项目六　化学定性分析技术

化学定性分析就是利用中药材中的化学成分能与某些试剂产生特殊的颜色变化或沉淀反应等现象来检识中药真伪的方法，此法简单、迅速，比较准确，而且需用检品和试剂量少，是鉴定中药常用的方法。现将常用的化学定性反应介绍如下。

一、检查生物碱类

1. 沉淀反应　取检品的酸性乙醇溶液20mL，调节pH值至6～7，蒸发除去乙醇，残渣加5%盐酸溶液4～5mL溶解，滤过，滤液供下列检查。

（1）碘化铋钾反应　取检品滤液1mL，加碘化铋钾试液1～2滴，生成黄色或橘红色沉淀。

（2）碘化汞钾反应　取检品滤液1mL，加碘化汞钾试液1～2滴，生成白色或淡黄色沉淀物。在过量的试剂中其沉淀又复溶解。

（3）碘－碘化钾反应　取检品滤液mL，加碘－碘化钾试液1～2滴，出现棕色沉淀或混浊。

（4）硅钨酸反应　取检品滤液1mL，加硅钨酸试液1～2滴，生成灰白色或淡黄色沉淀。

2. 显色反应　在生物碱的水溶液中，加入矾酸铵－浓硫酸溶液，不同的生物碱产生不同的颜色，如莨菪碱显红色、吗啡显棕色、士的宁显蓝紫色。钼酸铵－浓硫酸液能与多种生物碱反应，产生不同的颜色，如吗啡显紫色，渐变为棕绿色；利血平显黄色，后转为蓝色；小檗碱显棕绿色等。对二甲氨基苯甲醛试剂在生物碱水溶液中，也能生成各种颜色，如吲哚类生物碱显蓝色。

二、检查蒽醌类

1. 碱液试验（Borntrager反应）　取检品乙醇提取液1mL，加入10%氢氧化钠水溶液1mL，如反应液呈红色，再加入30%过氧化氢5滴，加热后，红色不消褪，用5%

盐酸化后，红色消退。

2. 醋酸镁反应　取检品乙醇提取液1mL，加1%醋酸镁甲醇溶液1～2滴，反应液呈红色。

3. 硼酸溶液试验　取检品乙醇提取液滴于滤纸片上，待干燥后，喷洒1%硼酸水溶液，斑点呈橙黄色或红色，且于紫外灯下检视有荧光。

4. 微量升华　蒽醌类化合物具有升华的性质，取少量检品粉末进行微量升华，可见多种有色升华结晶，此结晶遇碱液溶解并呈红色。

三、检查黄酮类

1. 盐酸－镁粉反应　取检品乙醇提取液1mL，加入镁粉少许，再加入浓盐酸2～3滴（必要时水浴加热），反应液或产生的泡沫显红色→紫红色。

2. 三氯化铝反应　取检品乙醇提取液滴于滤纸片上，待干燥后，喷洒1%三氯化铝乙醇溶液，斑点呈黄色，在紫外灯下检视呈明显的黄色或黄绿色荧光。

3. 氨熏试验　取检品乙醇提取液滴于滤纸片上，待干燥后，置于浓氨水瓶上熏半分钟，如斑点显黄色或黄色加深，当滤纸片离开氨蒸气数分钟后，黄色减弱或消褪；另将氨熏后的滤纸置于紫外光灯下检视，斑点呈黄色荧光。

四、检查内酯、香豆素及其苷类

1. 荧光试验　取乙醇提取液滴于滤纸片，待干燥后，于紫外灯检视，如斑点呈蓝色荧光，喷洒1%氢氧化钾试剂后斑点荧光颜色转变为黄绿色，即表示有香豆素及其苷类。

2. 重氮化反应　取乙醇提取液1mL，加入3%碳酸钠水溶液1mL于沸水浴加热3分钟，冷却后，加入新配制的重氮化试剂1～2滴，如显红色，即表示有香豆素及其苷类。

3. 异羟肟酸铁反应　取乙醇提取液1mL，加7%盐酸羟胺甲醇液3～5滴和10%氢氧化钾液10滴，于水浴上加热至反应开始（有气泡产生），冷却，再加入5%盐酸使成弱酸性，加1%三氯化铁水溶液5滴，如反应液有橙红色或紫红色出现，即表示有酯类、内酯类、香豆素及其苷类。

五、检查还原糖、多糖和苷类

1. 斐林反应　取热水提取液1mL，加入新配制的斐林（Fehling）试剂4～5滴，在沸水浴上加热5分钟，如产生砖红色沉淀，即表示有还原糖或其他还原性物质。若现象不明显，可另取热水提取液4mL，加入10%盐酸1mL于水浴上加热10分钟使其水解，冷却后，若有沉淀应过滤，然后加入5%氢氧化钠水溶液调至中性，再加入斐林试剂1mL，于沸水浴上加热5分钟，如产生砖红色洗淀，即表示有多糖或苷类。

2. α－萘酚试验　取热水提取液1mL，加入5%α－萘酚乙醇液2～3滴，摇匀，沿试管壁缓缓加入浓硫酸1mL，在试液与硫酸的交界面产生紫色或紫红色环，即表示有糖类、多糖或苷类。

3. 多糖的试验 取热水提取液5mL，于水浴上蒸发至1mL，再加入95%乙醇5mL，若生沉淀，过滤，用少量乙醇洗涤沉淀，再将沉淀溶于3mL水中，加入10%盐酸1mL，于水浴上加热10分钟，使其水解，冷却后，加5%氢氧化钠水溶液调至中性，然后加入斐林试剂1mL，于沸水浴上加热5分钟，如产生砖红色沉淀，即表示有多糖。

六、检查氨基酸、多肽和蛋白质类

1. 加热沉淀试验 取冷水浸液1mL，加热煮沸，如产生浑浊或沉淀，即表示可能有蛋白质。

2. 双缩脲试验 取冷水浸液1mL，加入10%氢氧化钠水溶液2滴，摇匀，再滴加0.5%硫酸铜水溶液1~2滴，摇匀，如显红色、红紫色或紫色，即表示可能有多肽、蛋白质。

3. 茚三酮试验 取冷水浸液1ml，加入0.2%茚三酮乙醇溶液2~3滴，摇匀，于沸水浴中加热5分钟，冷却后，如显蓝色或蓝紫色，即表示可能有氨基酸、多肽和蛋白质。

4. 吲哚醌试验 取冷水浸液滴于滤纸片上，干燥后，喷洒吲哚醌试剂，于120℃加热5分钟，若斑点显各种颜色，即表示有氨基酸。

七、检查有机酸类

1. pH试纸试验 取热水提取液及乙醇提取液，分别用pH试纸检试，如呈酸性，即表示可能有游离羧酸或酚性化合物。

2. 溴酚蓝试验 取乙醇提取液滴于滤纸片上，待干燥后，喷洒0.1%溴酚蓝的70%乙酸溶液，如在蓝色背景上显黄色斑点，即表示可能有有机酸。若斑点不明显，可再喷洒氨水，然后暴露在盐酸蒸气中，背景逐渐由蓝色变黄色，而有机酸斑点仍显蓝色。溴酚蓝变色范围是：pH值3.0（黄色）~4.6（紫色）。

3. 溴甲酚绿试验 取乙醇提取液滴于滤纸片上，等干燥后，喷洒0.04%溴甲酚绿乙醇溶液，蓝色背景上显黄色斑点。溴甲酚绿变色范围是：pH值3.8（黄色）~5.4（蓝色）。

八、检查皂苷类

1. 泡沫试验 取热水提取液1~2mL置于试管中，密塞，激烈振摇2分钟，如产生大量持续性泡沫，且放置10分钟以上。或加热，或加入乙醇泡沫均无明显的减少。

2. 醋酐-浓硫酸反应 取热水提取液2mL，置于小瓷蒸发皿中，于水浴上蒸干，残留物加冰醋酸1mL溶解，再加醋酐1mL，浓硫酸1滴，如反应液颜色由黄→红→紫→蓝→污绿色，即表示有甾体皂苷，如反应液颜色由黄→红色不呈污绿色，即表示有三萜皂苷。

九、检查酚类、鞣质类

取样品粉末5g，加水50mL，在50℃~60℃水浴上加热1小时过滤，滤液供下列试验：

1. 三氯化铁试验　取滤液1mL，加入三氯化铁乙醇溶液1～2滴，溶液显绿、蓝绿或暗紫色。即表示有酚类或鞣质类。

2. 三氯化铁-铁氰化钾试验　将滤液滴于滤纸上，喷洒2%三氯化铁和10%铁氰化钾等体积混合液，显蓝色斑点。即表示有酚类或鞣质类。

十、检查挥发油、油脂类

1. 磷钼酸试验　取石油醚提取液滴于滤纸片上，喷洒25%磷钼酸乙醇液，115℃～118℃加热2分钟，斑点呈蓝色，背景为黄绿色或藏青色。

2. 香草醛-硫酸试验　取石油醚提取液滴于滤纸片上，喷洒香草醛60%硫酸试剂，斑点呈红、蓝、紫等各种颜色。

项目七　显微化学鉴定技术

显微化学鉴定技术是将中药的切片、粉末或浸出物等置于载玻片上，加特定化学试剂后产生沉淀、结晶或特定的颜色，在显微镜下观察其形状和颜色进行鉴定的一种方法。

操作方法　将切片、粉末或浸出物置于载玻片上，直接滴加特定化学试剂，加盖玻片，置于显微镜下观察。

1. 细胞壁的鉴定

（1）木化细胞壁　加间苯三酚试液1～2滴，稍放置或微热后，加浓盐酸1滴，因木化程度不同，显红色或紫红色。

（2）木栓化或角质化细胞壁　加苏丹Ⅲ试液或紫草试液，放置后或微热后，显橘红色、红色或紫红色。

（3）纤维素细胞壁　加氯化锌碘试液，或先加碘试液湿润后，稍放置，用滤纸条吸去多余的碘液，再加66%（mL/mL）硫酸溶液，显蓝色或紫色。

2. 细胞内含物的鉴定

（1）淀粉粒　加碘试液显蓝色或紫色。

（2）菊糖　加10%α-萘酚的乙醇溶液，再加硫酸，显紫红色并很快溶解。

（3）脂肪油、挥发油或树脂

①加苏丹Ⅲ或紫草试液，显橘红色、红色或紫红色。

②加90%乙醇，脂肪油不溶解（蓖麻油及豆油例外），挥发油则溶解。

（4）糊粉粒　加碘试液，显棕色或黄棕色；加三硝基苯酚试液，显黄色；加硝酸汞溶液，显砖红色。

（5）黏液

①加墨汁，黏液呈无色透明块状，而其他细胞及细胞内含物均显黑色。

②加钌红试液，显红色。

（6）草酸钙晶体　加稀醋酸不溶解；加稀盐酸即溶解而无气泡发生；加硫酸

（10%～20%）溶液，片刻后析出硫酸钙针状结晶。

（7）碳酸钙（钟乳体） 加稀盐酸即溶解，同时有气泡发生。

（8）硅质 加硫酸不溶解。

3. 特定化学成分的鉴定 许多中药材中的化学成分比较特殊，只能搞清成分，搞懂原理，根据其化学原理灵活设计，没有统一的方法。例如：

（1）丁香切片 滴加3%氢氧化钠碱液，油室内有针状丁香酚钠结晶析出（检查丁香酚）。

（2）黄连粉末 滴加95%的乙醇1～2滴及30%的硝酸1滴，可见针状、针簇状硝酸小檗碱结晶析出（检查小檗碱）。

（3）肉桂粉末 依次滴加氯仿及2%盐酸苯肼，可见黄色针状或杆状结晶（检查桂皮醛）。

（4）大黄粉末 进行微量升华，镜检可见针状或黄色羽毛状的结晶，滴加1滴碱液，结晶溶解并显红色（检查游离型蒽醌类化合物）。

4. 显微定位分析技术 显微定位分析技术就是利用显微化学方法确定中药材中有效成分存在部位的一种分析方法。

柴胡的有效成分为柴胡皂苷。柴胡皂苷可与99%的乙醇和硫酸等量混合液显特有的显色反应。按照此原理可设计为：取柴胡横切片，滴加99%的乙醇和硫酸等量混合液1滴，封片观察，含有柴胡皂苷的部分初显黄绿色至绿色，5～10分钟后显蓝绿色至蓝色，持续1小时以上至数小时，变为污蓝色。

实验证明，所有柴胡的有效成分均存在于皮部，而木栓化组织（木栓层）及木质化组织（如导管、木纤维）均无柴胡皂苷。

项目八 荧光鉴定技术

荧光鉴定技术是利用中药中所含的某些化学成分，在紫外光或自然光下能产生特殊荧光的性质对中药真伪进行鉴定的技术。有些化学成分不具有荧光，但加显色剂后或其他化学方法处理后可产生荧光，也可用此方法鉴定。

工作准备 紫外光灯、滤纸、显色剂等。

操作方法 将中药材（或断面）直接放到紫外光灯下观察所产生的荧光；或将中药材化学成分提取后，将提取液点于滤纸上在紫外光灯下观察所产生的荧光。必要时喷特殊显色剂观察荧光。例如芦荟水溶液本无荧光，但与硼砂共热，所含芦荟素显黄绿色荧光。

除另有规定外，紫外光灯的波长为365nm，如用短波（254～265nm）时，应加以说明，因两者荧光现象不同。

注意事项

（1）紫外光对人的眼睛和皮肤有损伤，应避免与紫外光较长时间接触。

（2）某些中药本身不产生荧光，但用显色剂处理后，可产生荧光。

项目九　微量升华鉴定技术

微量升华鉴定技术是利用中药中所含的某些化学成分，在一定温度下能升华分离，在显微镜下观察其结晶形状、色泽，或取升华物加化学试剂观察其显色反应而进行中药真伪鉴定的技术。

工作准备　生物显微镜、微量升华装置、坩埚、特定化学试剂。

操作方法　取金属片放置在有圆孔（直径约2cm）的石棉板上；金属片上放一小金属圈（高度约0.8cm），对准石棉板上的圆孔；圈内加入中药粉末适量，圈上放一载玻片；在石棉板下圆孔处用酒精灯徐徐加热数分钟，至粉末开始变焦，去火待冷后可见有升华物凝聚在载玻片上；将载玻片取下反转，在显微镜下观察结晶形状，并可加化学试剂观察其反应（图1-12）。

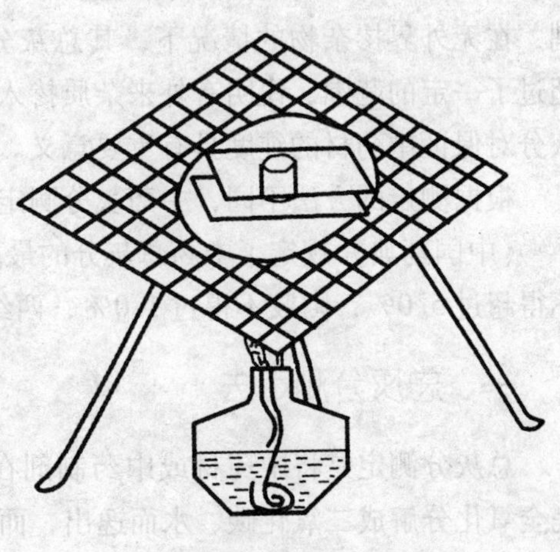

图1-12　微量升华装置图

例如：大黄的升华物为黄色棱针状或羽毛状蒽醌化合物结晶；薄荷的升华物为无色针簇状薄荷脑结晶，加浓硫酸2滴及香荚兰醛结晶少许，显橙黄色，再加蒸馏水1滴即变成紫红色。

注意事项

（1）加热时，不宜太过，防止粉末完全焦化，影响效果。

（2）无金属片，也可用载玻片代替。

（3）升华时，可在载玻片上滴加几滴蒸馏水降温，促使升华物生成。

项目十　中药材杂质检查技术

《中国药典》规定，药材中的杂质系指下列各类物质：①来源与规定相同，但其性状或部位与规定不符；②来源与规定不同的物质；③无机杂质，如沙石、泥块、尘土。

杂质测定技术即取规定量的供试品，摊开，用眼睛或放大镜（5~10倍）观察，将杂质拣出；如其中有可筛分的杂质，应通过适当的筛，将杂质分出；将各类杂质分别称重，计算出在供试品中的含量（%）。

中药材中混存的杂质与正品相似，难以从外观鉴别时，可称取适量，应用显微、化学或物理鉴定试验，证明其为杂质后，计入杂质重量中。对个体较大的中药材，必要时可破开，检查是否有人为掺假情况。

杂质检查所用的供试品量，除另有规定外，按药材取样法称取。

项目十一　中药灰分含量测定技术

中药灰分，是指中药材或中药制剂经过高温灼烧后所遗留的灰烬，称为“灰分”，也称为“生理灰分”或者“总灰分”，主要成分为药品本身所含的不挥发性无机盐。

中药材及其中药制剂的原料主要来源于天然的植物、动物。同种中药材及其中药制剂，在无外界掺杂物的情况下，其总灰分（生理灰分）都在一定的范围内，若总灰分超过了一定的范围，说明有外来杂质掺入，如泥土、砂石等无机物质。因此，测定中药灰分对保证中药材的纯度具有重要意义。

根据测定的方法不同，中药灰分测定又分为总灰分测定和酸不溶性灰分测定。

《中国药典》规定了中药总灰分的最高限量，如大黄总灰分不得超过10.0%，白术不得超过5.0%，阿胶不得过1.0%，西红花不得过7.5%，肉桂不得过5.0%等。

一、总灰分测定法

总灰分测定是将中药材或中药制剂在500℃～600℃高温灼烧，使其中的有机物质完全氧化分解成二氧化碳、水而逸出，而无机物变成灰分残渣，根据残渣的多少，计算出总灰分的含量。

工作准备　标准筛、分析天平（感量0.001g）、架盘天平（感量0.1g）、坩埚、马福炉、恒温干燥箱（精确至±1℃）、恒温水浴锅、表面皿等。10%硝酸铵溶液、稀盐酸、硝酸、硝酸银试液、变色硅胶（干燥剂）、无灰滤纸等。供试品药材。

操作方法　取供试品药材，适量粉碎，过二号筛，混合均匀。用架盘天平（感量0.1g）称取供试品2～3g（如须测定酸不溶性灰分，可取供试品3～5g）。置炽灼至恒重的坩埚中，用分析天平（感量0.001g）称定重量（准确至0.01g）。缓缓炽灼，注意避免燃烧，至完全炭化时，逐渐升高温度至500℃～600℃，使完全灰化并至恒重。根据残渣重量，计算供试品中总灰分的含量（%）。

计算公式：

$$\text{供试品中总灰分含量（\%）}=\frac{\text{残渣的重量（g）}}{\text{供试品的重量（g）}}\times 100\%$$

结果判断　根据《中国药典》规定的灰分标准，判断供试品是否符合标准规定。

注意事项

（1）称取供试品2～3g（3～5g）[可用托盘天平（感量0.1g）]，称定重量（准确至0.01g）[应使用分析天平（感量0.001g）]。

（2）测定前，应将坩埚洗净，干燥至恒重。

（3）供试品炽灼后也要至恒重。

（4）移动坩埚应使用坩埚钳或厚纸条，不得徒手操作。

（5）如供试品不易灰化，可将坩埚放冷，加热水或10%硝酸铵溶液2mL，使残渣湿润，然后置于水浴上蒸干，残渣照前法炽灼，至坩埚内容物完全灰化。

二、酸不溶性灰分测定法

有些中药的总灰分差异较大，特别是组织中含草酸钙晶体较多的中药材，如大黄，由于生长条件不同，可从8%到20%以上。在这种情况下，总灰分的测定则不能说明是否有外来泥土、沙石掺杂的存在。

利用草酸钙晶体易溶于稀盐酸，而泥土、沙石主要成分为硅酸盐类，而不溶于稀盐酸的性质，将总灰分用稀盐酸溶解处理，过滤，干燥，而测定残渣（酸不溶性灰分）的含量。所以，测定酸不溶性灰分能较准确地表明中药材及其制剂是否有泥土、沙石，以及泥沙的掺杂及掺杂程度。

工作准备 同总灰分测定法。

操作方法 取上项所得的总灰分，在坩埚中小心加入稀盐酸约10mL，用表面皿覆盖坩埚，置水浴上加热10分钟，表面皿用热水5mL冲洗，洗液并入坩埚中，用无灰滤纸滤过，坩埚内的残渣用水洗于滤纸上，并洗涤至洗液不显氯化物反应为止，滤渣连同滤纸移至同一坩埚中，干燥，炽灼至恒重。根据残渣重量，计算供试品中酸不溶性灰分的含量（%）。

计算公式：

$$供试品中总灰分含量（\%）=\frac{酸不溶残渣的重量（g）}{供试品的重量（g）}\times 100\%$$

结果判断 根据《中国药典》规定的灰分标准，判断供试品是否符合标准规定。

注意事项 同总灰分测定法。

项目十二 中药水分含量测定技术

中药材及中药制剂中水分含量的多少，对中药的质量影响较大。若中药材过于干燥，香气易于耗散，药材易于干裂，长期保存易使药材变质；若中药制剂水分含量较低，易造成中药片剂松片，蜜丸太硬无法服用等。若中药材或中药制剂中水分含量较高，易造成粘连、霉变，并加速有效成分分解等变质现象，并且相对地减少了实际用量。因此，控制中药中水分的含量，对于保证中药的质量有重要意义。

水分测定的方法《中国药典》规定有四种：

1. 烘干法 适用于不含或少含挥发性成分的中药材。

2. 甲苯法 适用于含挥发性成分的中药材。

3. 减压干燥法 适用于含有挥发性成分的贵重中药材。

4. 气相色谱法 适用范围较广，多用于中药制剂中微量水分的测定。

现将常用的烘干法及甲苯法介绍如下：

一、烘干法

烘干法是将中药材或中药制剂高温烘干的方法，挥发其中的水分，根据减失的重量，计算出中药中的含水量。烘干法适合于不含或含有少量挥发性成分的中药材或制剂。

工作准备 恒温干燥箱（精确至±1℃）、扁形称量瓶、干燥器、分析天平（感量0.001g）、变色硅胶（干燥剂）、测定用的中药材或中药制剂。

操作方法 取供试品中药材或中药制剂2～5g，平铺于干燥至恒重的扁形称量瓶中，厚度不超过5mm，疏松者不超过10mm，后用分析天平精密称定。打开瓶盖在100℃～105℃干燥5小时，将瓶盖盖好，移至干燥器中，冷却30分钟，精密称定。再在上述温度干燥1小时，冷却，称重，至连续两次称重的差异不超过5mg为止。根据减失的重量，计算中药中的含水量（%）。

计算公式

$$中药水分的含量（\%）=\frac{W_1-W_2}{W_3}\times 100\%$$

式中，W_1为测试前中药材（或制剂）和称量瓶的重量（g）；W_2为测试后药材（或制剂）和称量瓶的重量（g）；W_3为供试品重量（g）。

结果判断 将计算结果与《中国药典》规定的含水量限度进行比较，低于或等于限度则供试品符合规定；若高于限度则不符合规定。

注意事项

（1）供测定用中药样品一般先破碎成直径不超过3mm的碎片，对直径在3mm以下的花类、种子类、果实类中药，可不破碎。

（2）测定前，全部仪器应清洁，烘干，不得有水。

（3）移动称量瓶时，不得徒手操作，使用厚纸条移动或戴手套移动。

（4）称量瓶在中药烘干前要干燥至恒重；中药烘干冷却后也要恒重。

（5）供试品干燥时，应将称量瓶置于干燥箱温度计水银球附近。

二、甲苯法

有些中药材或制剂中含有挥发性成分，而且含量较高，采用烘干法时，挥发性成分与水分一同挥发，造成实验数据的偏差。甲苯法是将中药材或制剂和甲苯（相对密度0.866）混合蒸馏，水分、挥发性成分可随甲苯一同馏出，利用水与甲苯、挥发油不相混溶，水分位于测定管下层，可直接读出，并计算出中药中含水量的方法。

甲苯法适用于含挥发性成分的中药材或制剂。

工作准备 水分测定器、恒温干燥箱（精确至±1℃）、电热套、分液漏斗、分析天平（感量0.001g）、铜丝、沸石、甲苯、亚甲蓝、甲苯法测定供试品（如当归、薄荷等）。

操作方法 如图1－13安装仪器。洗净全部仪器，置干燥箱内烘干，备用。将甲苯置于分液漏斗中，加少量水充分振摇，放置，分去水层，甲苯蒸馏后备用。取供试品粗粉适量（相当于含水量1～4mL），精密称定，置A瓶中，加甲苯约200mL，必要时加入干燥、洁净的沸石或玻璃珠数粒，将仪器各部分连接，自冷凝管顶端加入甲苯，至充满B管的狭细部分。将A瓶置电热套中或用其他适宜方法缓缓加热，待甲苯开始沸腾时，调节温度，使每秒钟馏出2滴。待水分完全馏出，即测定管刻度部分的水量不再增加时，将冷凝管内部先用甲苯冲洗，再用饱蘸甲苯的长刷或其他适宜的方法，将管壁上附着的甲苯推下，继续蒸馏5分钟，放冷至室温。拆卸装置，如有水黏附在B管的管壁上，可用蘸甲苯的铜丝推下，放置，使水分与甲苯完全分离（可加亚甲蓝粉末少量，使水染成蓝色，以便分离观察）。检读水量，并计算供试品中的含水量（%）。

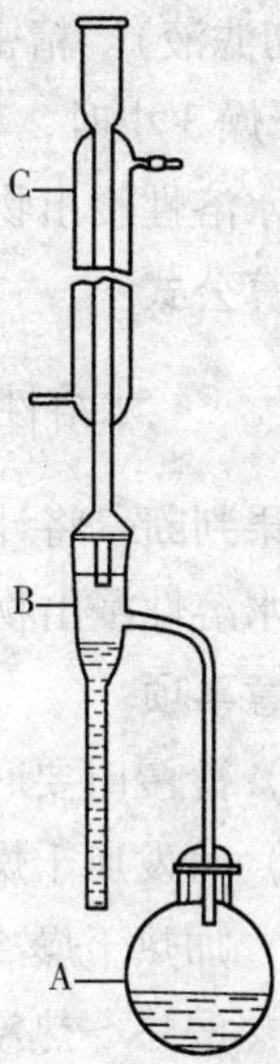

计算公式：

$$供试品中水分含量（\%）=\frac{B管中水的重量（g）}{供试品的重量（g）}\times 100\%$$

C
B
A

图1－13 水分测定器图

A. 500mL的短颈烧瓶

B. 水分测定管

C. 直形冷凝管（外管长40cm）

结果判断 将计算结果与《中国药典》规定的含水量限度进行比较，若低于或等于限度则供试品符合规定；若高于限度则不符合规定。

注意事项

（1）测定前，全部仪器应清洁、烘干，不得有水。

（2）用电热套加热时应严格控制加热温度。

（3）蒸馏时要注意控制蒸馏速度，不宜太快。

（4）蒸馏完成后，应充分放置至室温后，再检读水量，否则使检测结果偏高。

项目十三 中药浸出物含量测定技术

对有效成分尚不明确或尚无精确定量方法的中药，可依据已知成分的溶解性质，选择适当的溶剂，测定中药中可溶性物质（浸出物）的含量，根据浸出物含量多少来评价中药品质的优劣。

《中国药典》附录收载了3种测定方法：水溶性浸出物含量测定法、醇溶性浸出物含量测定法及挥发性醚浸出物含量测定法。

一、水溶性浸出物含量测定

本方法是以水为溶剂，提取中药材或制剂中的水溶性成分，计算其含量的一种方法。以其方法的不同，分为冷浸法和热浸法。

1. 冷浸法

工作准备 分析天平（感量0.001g）、锥形瓶、抽滤装置、分液漏斗、恒温干燥箱（精确至±1℃）、恒温水浴锅、蒸发皿、干燥箱、蒸馏水、实验用的中药材或制剂。

操作方法 取中药粉末约4g，精密称定，置250mL锥形瓶中。精密加入蒸馏水100mL，密塞，冷浸，前6小时内时时振摇，再静置18小时，用干燥滤器迅速滤过

（弃去初滤液）。精密量取续滤液 20mL，置已干燥至恒重的蒸发皿中，在水浴上蒸干。105℃干燥 3 小时，移置干燥器中，冷却 30 分钟，迅速精密称定重量。以干燥品计算供试品中水溶性浸出物的含量（%）。

计算公式：

$$水溶性浸出物含量（\%）=\frac{浸出物重量（g）\times 100mL}{20mL\times 干燥供试品的重量}\times 100\%$$

结果判断 将计算结果与《中国药典》规定的浸出物标准进行比较，等于或高于限度，水溶性浸出物含量符合标准；低于限度，则不符合标准。

注意事项

（1）冷浸时要时时振摇。

（2）蒸发皿干燥至恒重。

（3）加热干燥冷却后精密称定。

2. 热浸法 热浸法适用于不含或含少量淀粉粒、黏液质等成分的中药材。

工作准备 增加回流提取装置，其余同冷浸法。

操作方法 取中药材粉末 2～4g，精密称定，置 250mL 锥形瓶中。精密加入蒸馏水 50～100mL，密塞，称定重量（准确至 0.01g），静置 1 小时后，连接回流冷凝管，加热至沸腾，并保持微沸 1 小时。放冷后，取下锥形瓶，密塞，再称定重量，用水补足减失的重量，摇匀，用干燥滤器滤过（弃去初滤液）。精密量取续滤液 25mL，置已干燥至恒重的蒸发皿中，在水浴上蒸干。105℃干燥 3 小时，移置干燥器中，冷却 30 分钟，迅速精密称定重量。以干燥品计算供试品中水溶性浸出物的含量（%）。

计算公式：

$$水溶性浸出物含量（\%）=\frac{浸出物重量（g）\times 蒸馏水的体积}{25mL\times 干燥供试品的重量}\times 100\%$$

结果判断 将计算结果与《中国药典》规定的浸出物标准进行比较，等于或高于限度，水溶性浸出物含量符合标准；低于限度，则不符合标准。

注意事项 加热提取后要再次称定重量，并用水补足减失的重量。其余同冷浸法。

二、醇溶性浸出物含量测定

以适当浓度的甲醇、乙醇或正丁醇为溶剂，提取中药中相应的醇溶性成分，并计算其含量。本法包括冷浸法和热浸法。

1. 冷浸法

工作准备 甲醇、乙醇或正丁醇。其余仪器同水溶性浸出物测定。

操作方法 取中药粉末约 4g，称定重量（准确至 0.01g），以 65% 乙醇代替水，照水溶性浸出物的冷浸法测定。

结果判断 结果计算及评价同水溶性浸出物的冷浸测定法。

注意事项

（1）称量要迅速。

（2）其他同水溶性浸出物测定。

2. 热浸法

工作准备 甲醇、乙醇或正丁醇。其余仪器同水溶性浸出物测定。

操作方法 取中药粉末约4g，称定重量（准确至0.01g），以乙醇代替水，照水溶性浸出物的热浸法测定（需在水浴上加热）。

结果判断 结果计算及评价同水溶性浸出物的热浸测定法。

注意事项

（1）提取与蒸发必须在水浴锅上进行，防止明火加热。

（2）其他同水溶性浸出物的热浸测定法。

三、醚溶性浸出物含量测定

以乙醚为溶剂，提取中药中相应的醚溶性成分，并计算其含量（质量分数,%）。本法主要用于含挥发性成分较多的制剂，专属性较强。

工作准备 索式提取器、乙醚、五氧化二磷（干燥剂）。其他仪器与水溶性浸出物测定法相同。

操作方法 取中药样品2～5g，置五氧化二磷干燥器中，干燥12小时，精密称定重量（m_s），置索式提取器中，加乙醚适量，除另有规定外，加热回流8小时，取乙醚液，置干燥至恒重的蒸发皿中，放置，挥去乙醚，残渣置五氧化二磷干燥器中，干燥8小时，精密称定（m_1），缓缓加热至105℃，并于105℃干燥至恒重（m_2）。其减失重量即为挥发性醚浸出物的重量（m_1-m_2），计算即得。

计算公式：

$$挥发性醚浸出物的含量=\frac{m_1-m_2}{m_s}\times 100\%$$

m_1：挥去乙醚干燥后提取物的重量。

m_2：加热干燥至恒重后提取物的重量。

m_s：干燥供试品的重量。

结果判断 将计算结果与《中国药典》规定的浸出物标准进行比较，等于或高于限度，供试品符合标准；低于限度，则不符合标准。

注意事项

（1）中药样品必须过四号筛。

（2）回流加热乙醚需在水浴上进行。

（3）挥发蒸发皿中乙醚时，需室温下在通风厨中进行。

项目十四　中药挥发油含量测定技术

挥发油广泛地存在于中药材中，常因采收季节、干燥方法及贮藏条件的不同，其含量有很大差异。挥发油由多种化学成分组成，比较复杂，难以进一步分离提纯，常利用其随水蒸气蒸馏而又与水互不相溶，收集测定其总量而得知其含量，对含有挥发性成分中药的质量控制有重要意义。

《中国药典》规定，挥发油测定法分为甲法和乙法。

一、甲法测定挥发油

甲法适用于测定相对密度在 1.0 以下的挥发油。

工作准备 挥发油测定装置、电热套、玻璃珠、蒸馏水、供试品中药材。

操作方法 取含有挥发油的中药材适量（相当于含挥发油 0.5 ~ 1.0mL），称定重量（准确至 0.01g），置烧瓶中，加水 300 ~ 500mL（或适量）与玻璃珠数粒，振摇混合后，连接挥发油测定器与回流冷凝管。自冷凝管上端加水使充满挥发油测定器的刻度部分，并溢流入烧瓶时为止。置电热套中或用其他适宜方法缓缓加热至沸，并保持微沸约 3 小时，至测定器中油量不再增加，停止加热，放置片刻，开启测定器下端的活塞，将水缓缓放出，至油层上端到达刻度 0 线上面 5mm 处为止。放置 1 小时以上，再开启活塞使油层下降至其上端恰与刻度 0 线平齐。读取挥发油量，并计算供试品中挥发油的含量（%）（图1 – 14）。

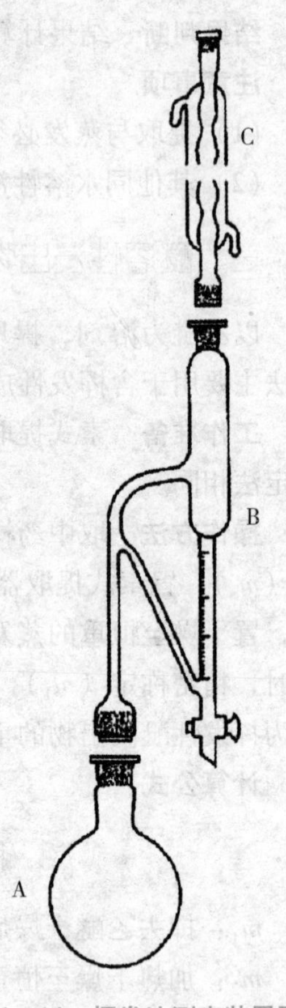

图 1 – 14 挥发油测定装置图

A. 圆底烧瓶 B. 挥发油测定器 C. 球形冷凝管

计算公式

$$供试品中挥发油的含量（\%）=\frac{测得的挥发油体积（mL）}{供试品的重量（g）}\times 100\%$$

结果判断 将计算结果与《中国药典》规定的挥发油含量标准进行比较，大于或等于限度，供试品符合规定；低于限度，则不符合规定。

二、乙法测定挥发油

乙法适用于测定相对密度在 1.0 以上的挥发油。此法中加入二甲苯是由于二甲苯的相对密度小于 1.000，且能与挥发油混溶而不能与水混合，故馏出的挥发油进入二甲苯层，两者的混合溶液仍较水轻，再按照甲法测定步骤完成测定。

工作准备 挥发油测定装置、玻璃珠、蒸馏水、二甲苯、移液管、分液漏斗、供试品中药材等。

操作方法 取含有挥发油的中药材适量（相当于含挥发油 0.5 ~ 1.0mL），称定重量（准确至 0.01g），置烧瓶中。取水约 300mL 与玻璃珠数粒，置烧瓶中，连接挥发油测定器。自测定器上端加水使充满刻度部分，并溢流入烧瓶时为止，再用移液管加入二甲苯 1mL，然后连接回流冷凝管。将烧瓶内容物加热至沸腾，并继续蒸馏，其速度以保持冷凝管的中部呈冷却状态为度。30 分钟后，停止加热，放置 15 分钟以上，读取二甲苯的容积。然后照甲法自“取含有挥发油的药材适量”起，依法测定。自油层量中减去二甲苯量，即为挥发油量，再计算供试品中含挥发油的含量（%）。

计算公式

$$供试品中挥发油的含量（\%）=\frac{油层体积（mL）-二甲苯体积（mL）}{供试品的重量（g）}\times 100\%$$

结果判断 将计算结果与《中国药典》规定的挥发油含量标准进行比较，大于或等于限度，供试品符合规定；低于限度，则不符合规定。

注意事项

（1）测定前，需将供试品粉碎后过二号至三号筛，混合均匀再测定。

（2）全部仪器应充分洗净，并检查接合部分是否严密，以防挥发油逸出。

（3）应缓缓加热至沸腾，不可过快。

项目十五 中药鉴定的基本程序、取样及鉴定报告的撰写

一、中药鉴定的基本程序

（一）检品登记

对送检药品要做好检品登记工作，登记送检单位、日期、样品数量、状态、包装、送检目的等。注意检查包装的完整性、清洁程度以及有无水迹、霉变或其他物质污染等。凡有异常情况的包件，应单独检验，作好详细记录。

（二）取样

1. 准备工作 取样器（用于破碎的、粉末状的或大小在 1cm 以内的药材）、包装材料（塑料密封袋或纸袋）、记号笔、取样记录单等。

2. 取样 取样原则：要有足够的代表性与数量。

（1）从同批药材包件中抽取检品。总包件数不足 5 件的，逐件取样；5～99 件的，随机抽取 5 件取样；100～1000 件的，按 5% 取样；超过 1000 件的，超过部分按 1% 取样；贵重药材，不论包件多少均逐件取样。

（2）对破碎的、粉末状的或大小在 1cm 以内的药材，可用采样器抽取样品；每一包件至少在 2～3 个部位各取样 1 份；包件大的应从 10cm 以下的深处在不同部位分别取样；液体则混匀或顶、中、底取样。

（3）每一包件的取样量。一般中药材 100～500g；粉末状药材 25g；贵重药材 5～10g。个体大的中药材，根据实际情况抽取有代表性的样品。最终抽取的供试样品量，一般不少于检验所需用量的 3 倍。

3. 分装样品 在包装袋上做好记录。

4. 填写取样记录单 取样记录单的内容包括取样单位、药品名称、取样日期、取样编号、规格、产地、批号、有效期、购进数量、包装情况及其他情况说明。

（三）真实性鉴定

中药检品的真实性鉴定包括来源鉴定、性状鉴定、显微鉴定和理化鉴定。各种方法有其特点和适用对象。由于中药鉴定的样品较为复杂，有完整的、有碎块的、也有粉末状的。因此，有时还需要几种方法配合进行鉴定。

取样后，当取样量超过检验用量数倍时，用“四分法”处理。真实性鉴定应先进行来源鉴定和性状鉴定，以性状鉴定为主。然后根据实际需要进行显微鉴定和理化鉴定。对于不能确定原植（动）物来源的检品，则需要从中药材商品的流通渠道深入到产地进行调查研究。

（四）纯度检定

中药材中常带有少量杂质，只要不超过规定的限量，就为合格药材。中药材中的杂质包括：①来源与规定相符，但性状或部位与规定不符；②来源与规定不同的物质；③无机杂质，如砂石、泥块、尘土等。

检查的方法是：取规定量的供试品，摊开，用眼睛或放大镜（5～10 倍）观察，将杂质拣出。如其中有可以筛分的杂质，则通过适当的筛，将杂质分出。如果中药材中混存的杂质与正品相似，难以从外观鉴别时，可称取适量，进行显微、化学或物理鉴定试验，证明其为杂质后，计入杂质重量中。对于个体较大的药材，必要时可破开，检查有无虫蛀、霉烂或变质情况。对砂石、泥块、尘土等无机杂质，可用总灰分测定法、酸不溶性灰分测定法等检查。

（五）品质优良度鉴定

中药品质优良度的鉴定包括有效性鉴定和安全性鉴定。中药有效性鉴定主要包括有效成分、浸出物或挥发油的含量测定；中药安全性鉴定主要包括重金属及有害元素检查、农药残留量检查和黄曲霉毒素检查等。

二、检验记录及检验报告书的撰写

1. 检验记录 对于检验过程中产生的数据、现象必须及时做好原始记录，包括检验项目名称、检验目的、检验方法、过程、现象、结果、结论、检验人等。检验记录是出具报告书的原始依据，应当做到数据真实，字迹清晰，资料完整，不得随意涂改。

2. 检验报告书 检验完成后，要及时填写检验报告书，包括检验依据、检验内容、检验结果、结论及处理意见。检验报告书是对药品质量做出的技术鉴定文件，具有一定的法律效率，要求做到依据准确，数据无误，结论明确，格式规范，书写清晰。

检验报告书报经部门主管审核后签发，并做好检品留样工作。

注意事项

（1）检验报告书具有一定的法律效率，应当依据准确，数据无误，结论明确。

（2）实验过程中的一切原始数据、所观察到的现象及结果均应完整、如实、及时地填写检验记录，不可检验结束后凭印象填写，检验记录不得任意涂改。

（3）检验报告书写要规范，字迹要清晰。

附：

表1-1 药品取样记录单

编号　　　　　　　　　　　　年　月　日

药品名称	规格	生产厂家	批号	来货数量	检验数量	检验结果	验货员

表1－2　药品检验记录

检　验　记　录

检验日期________年________月________日 ~ ________年________月________日

检品编号______________________________ 检品名称____________________

批　　号____________________________生产单位______________________

规　　格____________________检验依据________________________________第________页

表1－3　药品检验报告

检　验　报　告

报告书编号：　　　　　　　　　　　　　　　　　　　　第1页　共　　页

检品名称		批号	
生产单位		检品规格	
送样单位		包装	
检验依据		效期	
检验目的		检品数量	
检验项目		收检日期	
检验方法		批准文号	
检验项目	标准规定		检验结果
检验结论			
检验人：　　复核人：			检验单位盖章
年　月　日			

模块二　根及根茎类中药鉴定技能实训

项目一　大黄鉴定

【实训目的】

1. 了解大黄的原植物识别要点。
2. 熟悉大黄的理化鉴定方法及临时制片法。
3. 掌握大黄的性状鉴定要点及显微鉴定特征。

【仪器试剂】

仪器　生物显微镜、紫外光灯、升华装置（载玻片、铜圈、酒精灯、石棉网）、临时制片用具（解剖针、镊子、载玻片、盖玻片等）。

试剂　蒸馏水、水合氯醛试液、碱液（氢氧化钾或氢氧化钠溶液）、稀甲醇、稀乙醇。

【实训材料】大黄腊叶标本、大黄药材标本、大黄根茎永久制片、大黄粉末。

【实训内容】

1. 原植物鉴定　观察大黄原植物腊叶标本或幻灯片，注意：①托叶鞘。②膨大节。③三棱形瘦果。

三种大黄的主要区别在叶片及花序，其叶片特征最为明显：

掌叶大黄　叶片形如手掌，5~7 分裂，深度可达整个叶片的1/2。

唐古特大黄　叶片分裂极深，小裂片再作羽状深裂，深度可达中央叶脉。

药用大黄　叶片浅裂，深度一般为叶片的1/4。

2. 性状鉴定　观察大黄药材标本，注意以下特征：

①呈类圆柱形或不规则块状。

②表面黄棕色至红棕色，有的可见类白色网状纹理。

③质坚实，断面淡红棕色或黄棕色，颗粒性。

④根茎髓部宽广，有“星点”环列或散在，根部无星点。

⑤气清香，味苦而微涩，嚼之粘牙，有沙粒感（图 2-1）。

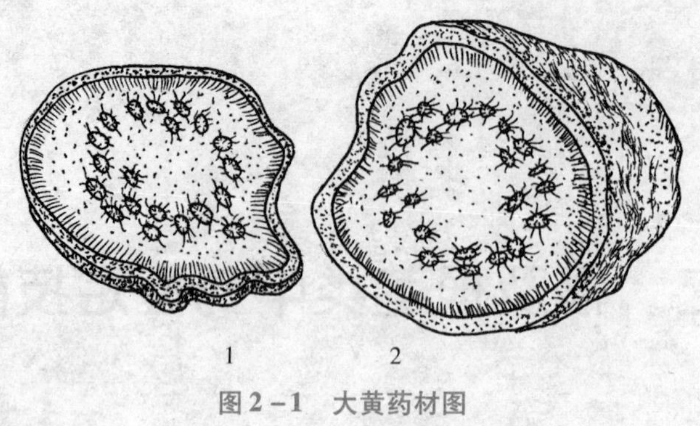

图 2-1　大黄药材图

1. 饮片　2. 药材

3. 显微鉴定

（1）组织构造　取大黄根茎永久制片，置于显微镜下观察，由外至内为：①木栓层及皮层大多已除去。②韧皮部射线宽 1 至数列细胞，内含棕色物。③形成层环明显。④木质部导管稀疏，非木化。⑤髓部宽广，有异常维管束，薄壁细胞含淀粉粒及大型草酸钙簇晶。

（2）粉末显微　制作大黄粉末水装片，置于显微镜下观察：

①大型草酸钙簇晶较多，直径 20～160μm，棱角大多短钝。

②网纹导管较多，并有具缘纹孔及细小螺纹导管。

③淀粉粒极多，单粒呈多角形，脐点大多呈星状；复粒由 2～8 粒组成（图 2-2）。

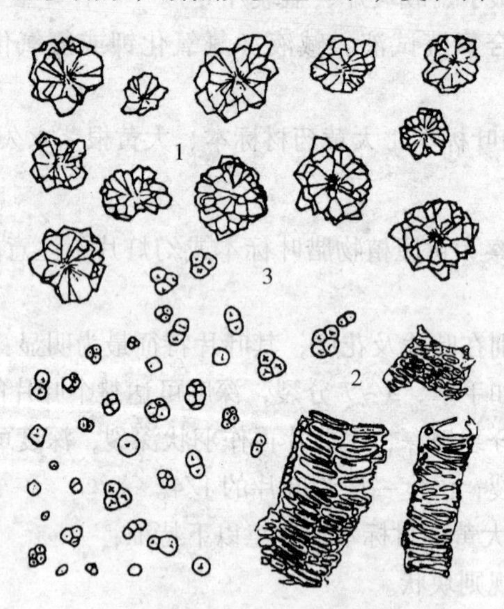

图 2-2　掌叶大黄粉末图

1. 草酸钙簇晶　2. 导管　3. 淀粉粒

4. 理化鉴定

（1）检查羟基蒽醌衍生物　大黄粉末遇碱液显红色。

（2）检查游离型蒽醌衍生物　粉末微量升华后，可见黄色菱针状结晶或羽状结晶，于结晶上滴加碱液，结晶溶解而显红色。

(3) 检查土大黄苷 取大黄粉末的稀甲醇浸出液，滴于滤纸上，再滴加稀乙醇扩散后，呈黄色至淡棕色环，置紫外光灯下观察，显棕色至棕红色荧光，不得显持久的亮蓝紫色荧光（土大黄苷）。

【实训提示】

1. 大黄中的草酸钙簇晶比较特殊，大型，棱角较钝，常作为识别要点。
2. 滴加蒸馏水时，滴头不能碰到大黄粉末，以防污染试剂。
3. 取样适量，以制片透明为度。
4. 荧光试验时，必须在暗室进行，紫外光对人的眼睛和皮肤有损伤，应避免与紫外光较长时间接触。

【课堂检测】

1. 说出大黄中“星点”存在的部位。
2. 说出大黄的识别要点。
3. 在大黄的粉末显微鉴定中都可以看到哪些显微特征？
4. 在显微镜下找出大黄中的草酸钙簇晶、淀粉粒及导管。

【实训思考】

1. 微量升华是鉴定大黄中的哪种化学成分？
2. 在实践中，为什么常用“荧光试验法”鉴定大黄真伪？

【作业】

1. 记述大黄的性状鉴定要点及理化鉴定方法。
2. 绘出大黄粉末显微图。

项目二 牛膝、川牛膝鉴定

【实训目的】

1. 了解牛膝、川牛膝的植物识别要点。
2. 熟悉牛膝、川牛膝的理化鉴定方法及徒手切片法。
3. 掌握牛膝、川牛膝的性状鉴定要点及显微鉴定特征。

【仪器试剂】

仪器 生物显微镜、紫外光灯、表面皿、试管、临时制片用具（解剖针、镊子、刀片、载玻片、盖玻片等）。

试剂 蒸馏水、水合氯醛试液、氢氧化钾溶液。

【实训材料】牛膝、川牛膝腊叶标本；牛膝、川牛膝药材标本；牛膝、川牛膝药材粉末。

【实训内容】

1. 原植物鉴定

（1）观察牛膝植物腊叶标本或幻灯片，注意：①多年生草本，根细长。②茎四棱形，节部膝状膨大。③单叶对生，叶面光滑。穗状花序顶生或腋生。

（2）观察川牛膝植物腊叶标本或幻灯片，注意：①多年生草本，主根圆柱状。②茎微呈四棱形，分枝多。③单叶对生，被有糙毛。花球团于枝端排成穗状。

2. 性状鉴定

（1）观察牛膝药材标本，注意以下特征：

①细长圆柱形，直径0.5~1cm。

②表面灰黄或淡棕色，久贮色加深。

③质硬脆，受潮复柔软。

④断面角质样，见黄白色“筋脉点”（维管束）断续排列成2~4圈。

⑤气微，味微甜而稍苦涩。

（2）观察川牛膝药材标本，注意以下特征：

①较粗，直径0.5~3cm。

②表面灰褐色。

③质硬韧。

④断面“筋脉点”断续排成3~8圈。

⑤气微、味甜。

3. 显微鉴定

（1）组织构造　取浸泡处理的牛膝药材一小段，按徒手切片法切片，制作水装片，置于显微镜下观察：

①木栓层为数列扁平细胞，切向延伸。

②栓内层较窄。

③散在的维管束断续排列成2~4轮，束间形成层几连接成环。

④中心木质部集成2~3群。

⑤薄壁细胞含有草酸钙砂晶（图2-3）。

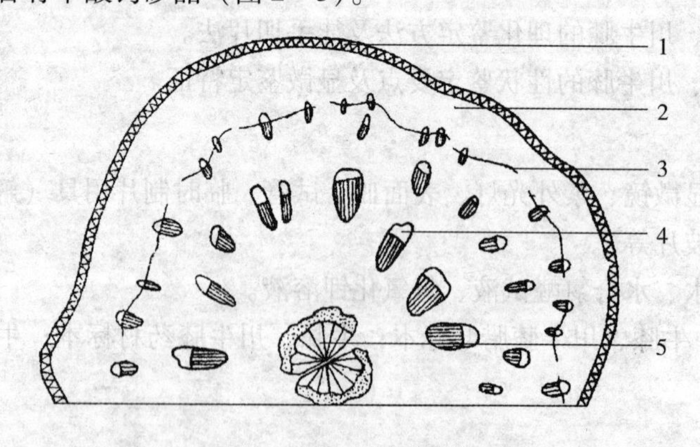

图2-3　牛膝横切面简图

1. 木栓层　2. 皮层　3. 形成层　4. 韧皮部　5. 木质部

取川牛膝药材永久制片，置于显微镜下观察：

①木栓细胞数列。

②栓内层窄。

③散在的维管束断续排列成3～8轮，维管束外韧型。

④中央次生构造维管系统常分成2～9束。

⑤薄壁细胞含草酸钙砂晶、方晶（图2－4）。

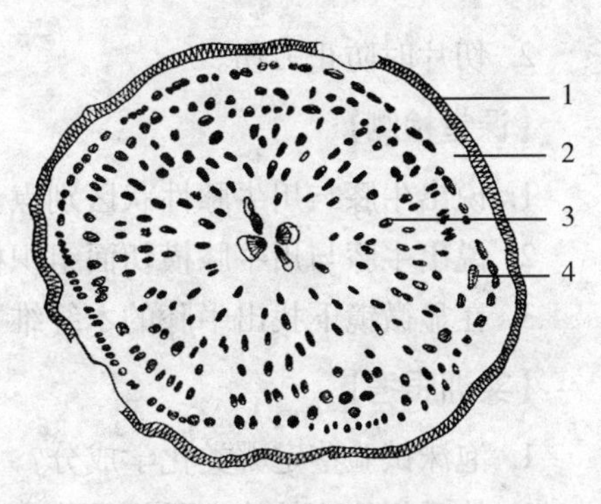

图2－4　川牛膝横切面简图

1. 木栓层　2. 皮层　3. 韧皮部　4. 木质部

（2）粉末显微　制作牛膝粉末水装片，置于显微镜下观察：

①木纤维较长，壁微木化，胞腔大，具斜型单纹孔。

②导管网纹，具缘纹孔。

③薄壁细胞含草酸钙砂晶。

④木薄壁细胞长方形，具单纹、网纹。

⑤木栓细胞长方形，淡黄色（图2－5）。

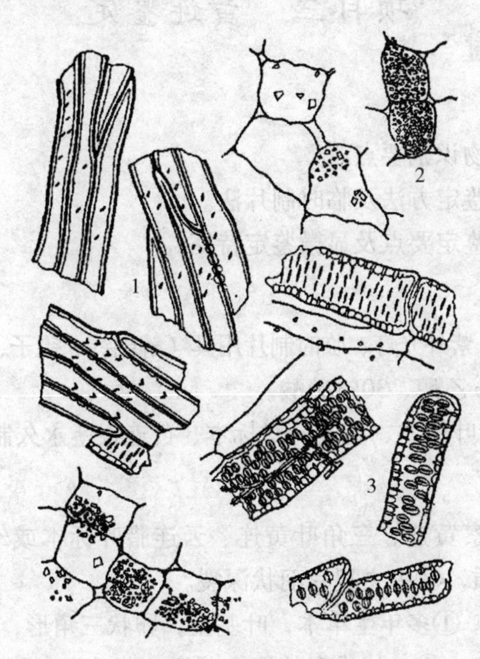

图2－5　牛膝粉末图

1. 木纤维　2. 草酸钙砂晶　3. 导管

4. 理化鉴定

检查皂苷　取牛膝、川牛膝粉末少量，分别置于试管中，加10倍量水充分振摇，牛膝产生大量泡沫，经久不消，而川牛膝不甚明显。

【实训提示】

1. 牛膝与川牛膝横切面“筋脉点”的数目及木心是否明显，常作为识别要点。

2. 切片时防止刀伤。

【课堂检测】

1. 说出牛膝与川牛膝性状区别点。
2. 说出牛膝与川牛膝横切面组织构造不同点。
3. 在显微镜下找出牛膝的木纤维、草酸钙砂晶及导管。

【实训思考】

1. 泡沫试验鉴定哪类化学成分？
2. 徒手切片法的技术要领是什么？

【作业】

1. 写出牛膝与川牛膝药材性状不同点。
2. 绘怀牛膝横切面组织简图。
3. 记录理化实验结果。

项目三　黄连鉴定

【实训目的】

1. 了解黄连的原植物识别要点。
2. 熟悉黄连的理化鉴定方法及临时制片法。
3. 掌握黄连的性状鉴定要点及显微鉴定特征。

【仪器试剂】

仪器　生物显微镜、紫外光灯、临时制片用具（解剖针、镊子、载玻片、盖玻片等）。

试剂　蒸馏水、95%乙醇、30%硝酸。

【实训材料】黄连腊叶标本、黄连药材标本、黄连根茎永久制片、黄连粉末。

【实训内容】

1. 原植物鉴定　观察黄连、三角叶黄连、云连腊叶标本或幻灯片，注意：①叶基生。②叶片3全裂，纸质。③中央裂片羽状深裂。

（1）黄连（味连）　①多年生草本，叶基生，卵状三角形，3全裂，中央裂片稍呈羽状深裂，边缘有锐锯齿。②二歧或多歧聚伞花序，萼片5，窄卵形，花瓣线形，雄蕊多数，与花瓣等长，蓇葖果具柄。

（2）三角叶黄连（雅连）　①根茎黄色，不分枝或少分枝。②叶片卵形，3全裂，羽片彼此密集。

（3）云连　①根茎黄色，较少分枝。②叶片卵状三角形，3全裂，羽片彼此疏离。

2. 性状鉴定　观察黄连药材标本，注意以下特征：

（1）味连　①根茎多分枝积聚成簇，形如鸡爪。②表面具结节状突起，部分节间较长而光滑，习称“过桥”。③有时可见残存的须根或膜质鳞叶。④断面木质部金黄色，髓部、皮部红棕色。⑤味极苦。

(2) 雅连　根茎多单枝，较粗壮，“过桥”较长。

(3) 云连　根茎多单枝，细小，略弯曲。

3. 显微鉴定

(1) 组织构造　取黄连药材永久制片，置于显微镜下观察，由外至内为：

①木栓层为数列细胞。

②皮层较宽，有石细胞散在。

③中柱鞘纤维束木化，或伴有石细胞，均显黄色。

④维管束外韧型，断续环列，束间形成层不明显；射线宽窄不一。

⑤髓部均为薄壁组织，无石细胞

(2) 粉末显微　制作味连粉末水装片，置于显微镜下观察：

①石细胞鲜黄色，类多角形或类圆形，直径 25 ~ 64μm，壁厚，壁孔明显。

②鳞叶表皮细胞长方形，壁微波状弯曲，或作连珠状增厚。

③中柱鞘纤维鲜黄色，纺锤形或梭形，壁厚。

④木纤维鲜黄色，较细长，壁较薄。

⑤网纹或孔纹导管，短节状。木薄壁细胞类长方形或不规则形，壁稍厚，有纹孔。

⑥淀粉粒多细小（图 2 -6）。

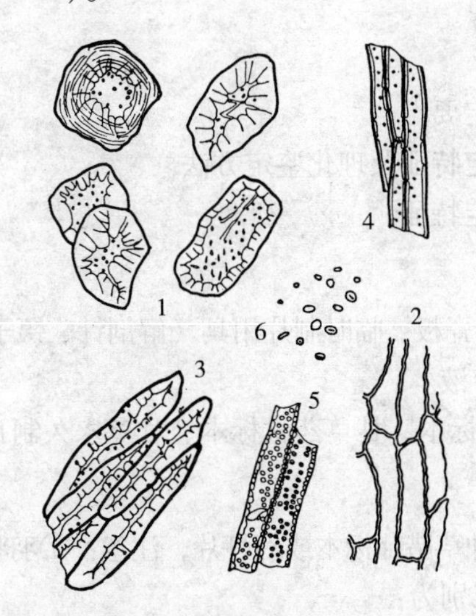

图 2 -6　味连粉末图

1. 石细胞　2. 鳞叶细胞　3. 中柱鞘纤维　4. 木纤维　5. 导管　6. 淀粉粒

4. 理化鉴定

(1) 荧光试验　取黄连饮片在紫外光灯下显金黄色荧光，木质部尤为明显。

(2) 检查小檗碱　取黄连粉末少许于载玻片上，加 95% 乙醇 1 ~ 2 滴及 30% 硝酸 1 滴，放置片刻，镜检，可见黄色硝酸小檗碱针晶簇，加热则结晶消失而显红色。

【实训提示】

1. 鳞叶细胞呈长方形，壁薄，呈连珠状增厚，常作为显微鉴定要点。
2. 使用硝酸时，要严格按照操作规范。

【课堂检测】

1. 在味连的粉末显微鉴定中都可以看到哪些显微特征？
2. 在显微镜下找出味连中的石细胞、木纤维、鳞叶细胞、导管。

【实训思考】

1. 从哪些方面说明黄连为根茎类药材？
2. 在显微镜下，怎样识别石细胞？

【作业】

1. 写出黄连药材性状鉴定要点。
2. 绘出黄连粉末显微图。
3. 记录理化试验结果。

项目四　甘草鉴定

【实训目的】

1. 了解甘草原植物鉴定要点。
2. 熟悉甘草的性状鉴定特征及理化鉴定方法。
3. 掌握甘草的显微鉴定特征。

【仪器试剂】

仪器　生物显微镜、白瓷板、临时制片用具（解剖针、镊子、载玻片、盖玻片等）。
试剂　蒸馏水、硫酸溶液。

【实训材料】甘草腊叶标本、甘草药材标本、甘草永久制片、甘草粉末。

【实训内容】

1. 原植物鉴定　观察甘草腊叶标本或幻灯片，注意：①羽状复叶。②花冠。③荚果。三种甘草植物的主要区别为：

（1）甘草　①多年生草本，全株被短毛及刺毛状腺体。②奇数羽状复叶，小叶7～17枚。③花冠蝶形，淡紫堇色。④荚果扁平，呈镰刀状或环状弯曲，外面密生刺毛状腺体。

（2）光果甘草　荚果较平直而短，表面光滑无毛。

（3）胀果甘草　荚果短小，直而肿胀，光滑无毛或罕被短腺状糙毛。

2. 性状鉴定　观察甘草药材标本，注意以下特征：

（1）甘草　①根呈圆柱形，直径0.6～3.5cm。②表面红棕色或灰棕色，具显著的纵皱纹、沟纹及皮孔。③质坚实。④断面略显纤维性，黄白色，粉性，形成层环明显，木质部放射状，习称“菊花心”。根茎呈圆柱形，表面有芽痕，断面中央有髓。⑤气微，味甜而特殊。

（2）胀果甘草　①根及根茎木质粗壮，有的分枝。②外皮粗糙，多灰棕色，木质部纤维多，粉性小。

（3）光果甘草　①根及根茎质地较坚实。②外皮不粗糙，多灰棕色，皮孔细而不明显。

3. 显微鉴定

（1）组织构造　取甘草根茎永久制片，置于显微镜下观察，由外至内为：

①木栓层为数列木栓细胞。

②皮层较窄。

③韧皮部射线宽广，韧皮纤维多成束，周围薄壁细胞常含草酸钙方晶，形成晶纤维。

④木质部导管较多，木纤维成束，周围薄壁细胞中亦含草酸钙方晶。

⑤根中央无髓，根茎中央有髓。

（2）粉末显微　制作甘草粉末水装片，置于显微镜下观察：

①纤维成束，直径 8～14μm，壁厚，周围薄壁细胞含有草酸钙方晶，形成晶纤维。

②具缘纹孔导管较大。

③草酸钙方晶多见。

④木栓细胞红棕色，多角形。

⑤淀粉粒多为单粒。

⑥棕色块等（图 2－7）。

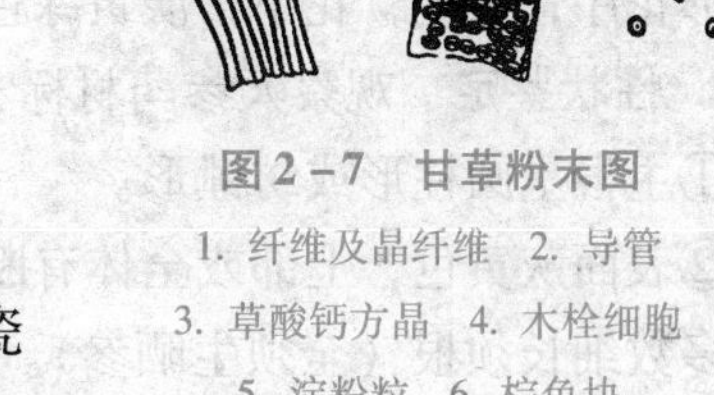

图 2－7　甘草粉末图

1. 纤维及晶纤维　2. 导管
3. 草酸钙方晶　4. 木栓细胞
5. 淀粉粒　6. 棕色块

4. 理化鉴定

（1）检查甘草甜素　取甘草粉末少许，置白瓷板上，滴加 80% 硫酸，显橙黄色。

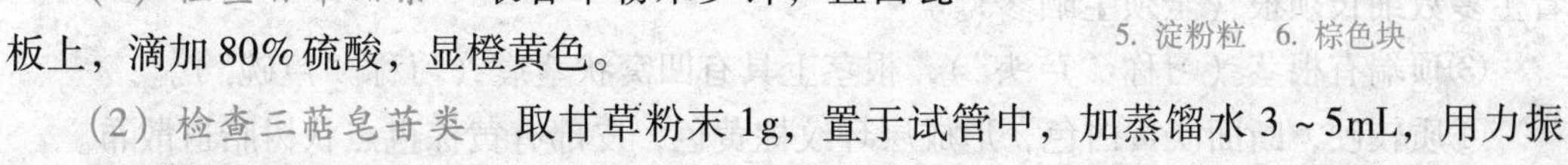

（2）检查三萜皂苷类　取甘草粉末 1g，置于试管中，加蒸馏水 3～5mL，用力振摇，即可产生持久性泡沫（15 分钟以上）。

【实训提示】

1. 甘草中晶鞘纤维比较特殊，常作为显微鉴定要点。
2. 使用浓硫酸时，必须严格按照操作规范。

【课堂检测】

1. 在甘草的粉末显微鉴定中都可以看到哪些显微特征？
2. 在显微镜下找出甘草中的晶纤维、导管及木栓细胞。

【实训思考】

1. 怎样识别纤维、晶纤维？

2. 泡沫反应是鉴定甘草中哪类化学成分？

【作业】

1. 记述甘草药材性状鉴定特征及理化试验结果。

2. 绘出甘草粉末显微图。

项目五　人参鉴定

【实训目的】

1. 了解人参植物识别要点。

2. 熟悉人参理化鉴定方法。

3. 掌握人参性状鉴定要点及显微鉴定特征。

【仪器试剂】

仪器　生物显微镜、白瓷板、蒸发皿、临时制片用具（解剖针、镊子、载玻片、盖玻片等）。

试剂　蒸馏水、乙醇、浓硫酸、三氯化锑氯仿饱和溶液。

【实训材料】人参腊叶标本，人参药材标本，人参粉末。

【实训内容】

1. 原植物鉴定　观察人参腊叶标本或幻灯片，注意：①多年生草本，茎单一直立。②掌状复叶轮生茎顶，3～6枚，复叶有长柄，小叶片多为5片，椭圆形至长椭圆形。③伞形花序，顶生，花小，淡黄绿色。④核果浆果状，扁球形，熟时鲜红色。

2. 性状鉴定　观察人参药材标本，注意以下特征：

①主根呈圆柱形或纺锤形。

②表面灰黄色，上部或全体有断续的粗横纹及明显的纵皱纹，下部有支根2～3条，着生多数细长须根（全须生晒参）。

③顶端有根茎（习称“芦头”），根茎上具有凹窝状茎痕（习称“芦碗”）。

④质较硬，断面淡黄白色，形成层环纹棕黄色，皮部有黄棕色点状树脂道散布。

⑤气微香而特异，味微苦、甘。

3. 显微鉴定

（1）组织构造　取人参根永久制片，置于显微镜下观察，由外至内为：

①木栓层为数列细胞。

②皮层较窄。韧皮部中散有树脂道，内含黄色分泌物，近形成层处有较多树脂道环列。

③形成层成环。

④木质部导管多成单列，径向稀疏排列；木射线宽广。

（2）粉末显微　制作人参粉末水装片，置于显微镜下观察：

①草酸钙簇晶，直径20～68μm，棱角锐尖。

②树脂道碎片呈管状，内含黄色颗粒状或块状分泌物。

③导管多网纹或梯纹，稀有螺纹。

④淀粉粒众多。

⑤木栓细胞类方形或多角形（图 2－8）。

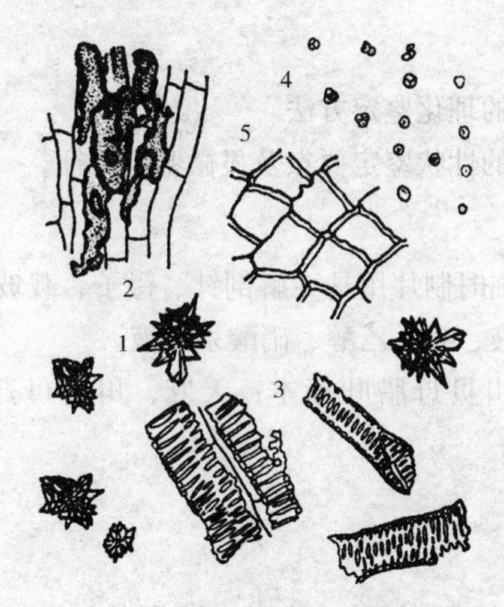

图 2－8　人参粉末图

1. 草酸钙簇晶　2. 树脂道　3. 导管　4. 淀粉粒　5. 木栓细胞

4. 理化鉴定

（1）显色反应　取人参粉末少量，置于白瓷板上，滴加浓硫酸 1～2 滴，显棕褐色。

（2）检查人参皂苷　取人参粉末约 0.5g，加乙醇 5mL，振摇 5 分钟，过滤。取滤液少量，置蒸发皿中蒸干，滴加三氯化锑氯仿饱和溶液，再蒸干，呈紫色。

【实训提示】

1. 人参中棱角锐尖的草酸钙簇晶及含黄色颗粒状的树脂道有重要鉴定意义。
2. 在使用浓硫酸、三氯化锑氯仿饱和溶液时，要严格按照操作规范。

【课堂检测】

1. 说出人参的性状鉴定要点。
2. 在人参的粉末显微鉴定中都可以看到哪些显微特征？

【实训思考】

1. 在人参显微鉴定中，怎样识别草酸钙簇晶？
2. 人参断面的棕色环纹比较特殊，属于哪种组织？

【作业】

1. 记述人参性状鉴定特征和理化鉴定方法。
2. 绘出人参粉末显微图。

项目六　天麻、川贝母鉴定

【实训目的】

1. 熟悉天麻、川贝母的理化鉴定方法。

2. 掌握天麻、川贝母的性状鉴定要点及显微鉴定特征。

【仪器试剂】

仪器　生物显微镜、临时制片用具（解剖针、镊子、载玻片、盖玻片等）。

试剂　蒸馏水、碘试液、45%乙醇、硝酸汞试液。

【实训材料】天麻、川贝母腊叶标本；天麻、川贝母药材标本；天麻、川贝母粉末。

【实训内容】

1. 原植物鉴定

（1）观察天麻腊叶标本或幻灯片，注意：①茎直立单一，不分枝。②叶退化成膜质鳞叶，互生，下部短鞘状抱茎。③总状花序顶生。

（2）观察川贝母原植物腊叶标本或幻灯片，注意：①多年生草本，茎直立，无毛。②叶对生或互生，无柄，线形至线状披针形。③花生茎顶，钟状。④蒴果长圆形，6棱。

2. 性状鉴定

（1）观察天麻药材标本，注意以下特征：

①长椭圆形，表面黄白色，有纵皱纹。

②有点状突起（潜伏芽）排列而成的多轮横环纹。

③顶端有红棕色干枯芽苞，习称“鹦哥嘴”或“红小辫”。

④另一端有自母麻脱落后形成的圆形凹陷的疤痕，习称“肚脐疤”。

⑤断面半透明，琥珀色。

（2）观察川贝母药材，注意松贝、青贝、炉贝的区别：

松贝　①呈类圆锥形或近球形，先端钝圆或稍尖，底部平，微凹入，可直立放稳，俗称“观音坐莲”。②表面类白色。外层鳞叶2瓣，大小悬殊，大瓣紧抱小瓣，未抱部分呈新月形，习称“怀中抱月”。③顶部闭合，内有类圆柱形、顶端稍尖的心芽和小鳞叶1~2枚。④质硬而脆，断面白色，富粉性。气微，味微苦。

青贝　①呈扁球形或圆锥形。表面白色或黄白色。②外层鳞叶2瓣，大小相近，相对抱合。③顶端多开口，内有心芽和小鳞叶2~3枚及细圆柱形的残茎。

炉贝　①呈长圆锥形，底部偏斜不平，稍凸尖，不能直立。②表面类白色或浅棕黄色，有的具棕色斑块，习称“虎皮斑”。③外层鳞叶2瓣，大小相近，顶端开裂而略尖。

3. 显微鉴定

（1）制作天麻粉末水装片，置于显微镜下观察

①薄壁细胞含糊化的多糖类颗粒状物质，呈长卵形或类圆形。

②草酸钙针晶散在或成束，长 25 ~ 93μm。

③厚壁细胞椭圆形或类多角形，木化，壁孔明显。

④薄壁细胞近无色，纹孔明显（图 2 - 9）。

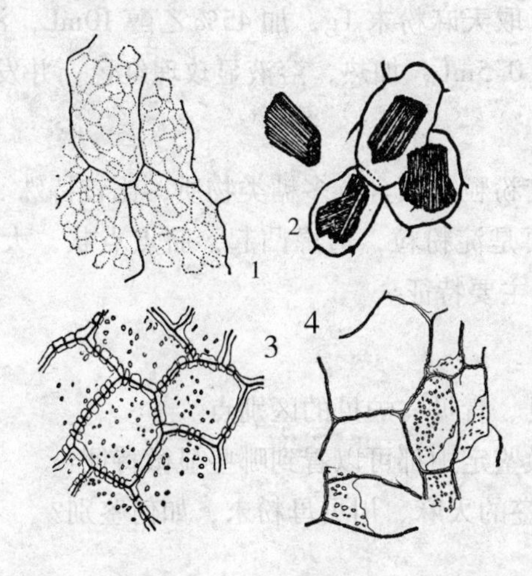

图 2 - 9　天麻粉末图

1. 含糊化的多糖类颗粒的薄壁细胞　2. 草酸钙针晶　3. 厚壁细胞　4. 薄壁细胞

（2）制作川贝母粉末水装片，置于显微镜下观察

①淀粉粒甚多，多为单粒，呈广卵形，长圆形，不规则形，或贝壳形，有的中部或一端凸出略作分枝状，脐点呈点状、短缝状，大多位于较小端，层纹细密，隐约可见。

②表皮细胞垂周壁波状弯曲，偶见不定式气孔，类圆形，副卫细胞 5 ~ 7 个。

③螺纹导管，直径 2 ~ 26μm（图 2 - 10）。

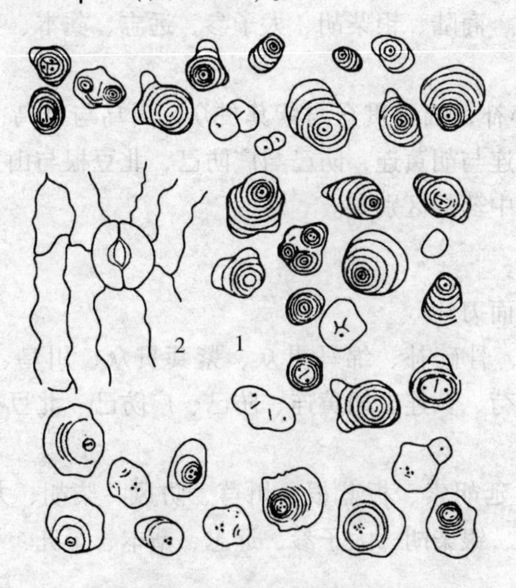

图 2 - 10　暗紫贝母粉末图

1. 淀粉粒　2. 气孔

4. 理化鉴定

（1）检查多糖类物质　取天麻粉末1g，加水10mL，浸渍4小时，时时振摇，过滤。滤液加碘试液3滴，显紫红色至酒红色（与淀粉区别）。

（2）检查天麻苷类　取天麻粉末1g，加45%乙醇10mL，浸泡4小时，随时振摇，过滤。滤液加硝酸汞试液0.5mL，加热，溶液显玫瑰红色，并发生黄色沉淀。

【实训提示】

1. 天麻粉末中没有淀粉粒，而含有多糖类物质，比较特殊。

2. 川贝母粉末中主要是淀粉粒，边缘凸起，脐点点状，大多位于较小端，层纹细密是区别于其他淀粉粒的主要特征。

【课堂检测】

1. 说出川贝母中松贝、青贝、炉贝的区别点。

2. 在天麻的粉末显微鉴定中都可以看到哪些显微特征?

【实训思考】失去标签的天麻、川贝母粉末，如何鉴别?

【作业】

1. 记述天麻、川贝母的性状鉴定特征。

2. 绘出天麻粉末显微图。

项目七　根及根茎类中药性状鉴定（一）

【实训目的】

1. 熟悉何首乌、白头翁、延胡索、板蓝根、川芎、防风、柴胡、龙胆、丹参、黄芩、桔梗、党参、虎杖、商陆、银柴胡、太子参、远志、藁本、秦艽等常见中药的性状鉴定要点。

2. 掌握狗脊与骨碎补，绵马贯众与紫萁贯众，川乌与草乌，盐附子、黑顺片与白附片，白芍与赤芍，黄连与胡黄连，防己与广防己，北豆根与山豆根，苦参与黄芪，北沙参与南沙参等易混淆中药的区别点。

【仪器试剂】

放大镜、直尺、单面刀片。

【实训材料】狗脊、骨碎补、绵马贯众、紫萁贯众、川乌、草乌、盐附子、黑顺片、白附片、白芍、赤芍、黄连、胡黄连、防己、广防己、北豆根、山豆根、苦参、黄芪、北沙参、南沙参。

何首乌、白头翁、延胡索、板蓝根、川芎、防风、柴胡、龙胆、丹参、黄芩、桔梗、党参、虎杖、商陆、银柴胡、太子参、远志、藁本、秦艽

【实训内容】

一、易混淆中药的鉴定

1. 狗脊与骨碎补的鉴定

狗脊性状鉴定要点：

①不规则的块状，表面密生光亮的金黄色茸毛。

②残存数个棕红色的叶柄残迹。

③纵切片或横断面近外皮 1～4mm 处有一条明显凸起的棕黄色木质部环纹。

骨碎补性状鉴定要点：

①扁平长条状，多弯曲，表面密被深棕色至暗棕色的小鳞片，柔软如毛。

②残存圆形叶痕，少数有叶柄残基。

③断面红棕色，维管束排列成环。

实训提示：狗脊药材较粗，纵切片或横切片均有明显凸起的木质部环纹；骨碎补较细，横断面可见维管束排列成环状。

2. 绵马贯众与紫萁贯众的鉴定

绵马贯众鉴定要点：

①呈长倒卵形而稍弯曲，有的纵剖为两半。

②表面密生排列紧密的叶柄残基及鳞片，并有黑色弯曲的须根。

③叶柄残基及根茎横断面有黄白色长圆形小点 5～13 个，环列。

紫萁贯众的鉴定要点：

①外形与绵马贯众相似，呈长卵形而稍弯曲，有的纵剖为两半。

②表面密生排列紧密的叶柄残基但无鳞片，断面有马蹄形筋脉纹，常与皮部分离。

实训提示：两者外形相似，主要区别点：叶柄残基或根茎断面的分体中柱排列方式及数目。

3. 川乌与草乌的鉴定

川乌性状鉴定要点：

①呈不规则的圆锥形，中部多向一侧膨大，顶端常有残茎或茎痕。

②表面棕褐色或灰棕色，可见瘤状突起的支根，习称“钉角”。

③横切面类白色或浅灰黄色，粉性，可见多角形的形成层环纹。

草乌性状鉴定要点：

①呈不规则长圆锥形，较枯瘦。

②表面灰褐色或黑棕褐色，皱缩，有瘤状突起的支根（习称“钉角”）。

③横切面灰白色或暗灰色，粉性，有裂隙，可见多角形的形成层环纹，髓部较大或中空。

实训提示：川乌、草乌与其他药材比较，其表面“钉角”，断面多角形成层环纹比较特殊，常作为识别要点。但川乌为栽培品，比较饱满，状如乌鸦之头；草乌为野生品，比较枯瘦，具深纵沟，形似乌之喙。

4. 盐附子、黑顺片与白附片的鉴定

盐附子鉴定要点：

①呈不规则圆锥形，长4～7cm，直径3～5cm。表面灰黑色，被盐霜，顶端有凹陷的芽痕，周围有瘤状突起的支根（习称“钉角”）或支根痕。

②体重，难折断。

③中部横切面形成层呈多角形。气微，味咸而麻，刺舌。

黑顺片鉴定要点：

①呈纵切不规则三角形片状，上宽下窄。

②外皮黑褐色，切面暗黄色，油润，具光泽，半透明，并可见纵向筋脉纹。

③质硬而脆，断面角质样，气微味淡。

白附片鉴定要点：

唯外表皮已除去，全体均为黄白色半透明状，片较薄外，其余同黑顺片。

实训提示：盐附子、黑顺片与白附片均为乌头子根的加工品。盐附子为完整药材，表面“钉角”、盐霜明显。黑顺片与白附片外形相似，都为纵切片，但黑顺片外皮黑褐色，切面暗黄色，而白附片全体为黄白色。

5. 白芍与赤芍的鉴定

白芍性状鉴定要点：

①呈圆柱形多平直，两端平截。

②表面类白色。

③断面形成层环明显，木质部有放射状纹理。

赤芍性状鉴定要点：

①呈圆柱形，常稍弯。

②表面棕褐色，粗糙，有纵沟和皱纹。

③断面粉白色或粉红色，皮部窄，木质部放射状纹理明显，有的有裂隙。

实训提示：白芍在产地加工时需除去外皮、水煮至透心，因而外表类白色，断面呈角质状。赤芍不除去栓皮，自然干燥，表面暗棕色或黑棕色，较粗糙，可见横向凸起的皮孔，断面呈粉白色。

6. 黄连与胡黄连的鉴定

黄连性状鉴定要点：

①味连形如鸡爪，环节密，有过桥；雅连单支长圆柱形，过桥长；云连单支细小弯曲，形如蝎尾。

②表面黄棕色。

③质坚硬，折断面不整齐。

④皮部呈暗棕色或橙红色，木质部鲜黄色或橙黄色，有放射状纹理，中央髓部红棕色。味极苦。

胡黄连性状鉴定要点：

①呈圆柱形，略弯曲。

②表面灰棕色至暗棕色，粗糙，有较密的环状节，上端密被暗棕色鳞片状的叶柄残基。

③体轻，质硬而脆，易折断。

④断面略平坦，淡棕色至暗棕色，木质部有4～10个类白色点状维管束排列成环。气微，味极苦。

实训提示：黄连与胡黄连表面均有密生的环节，味极苦。但黄连断面不整齐，木质部鲜黄色或橙黄色，呈放射状，而胡黄连断面略平坦，淡棕色至暗棕色，木质部有4～10个类白色点状维管束排列成环。

7. 防己与广防己的鉴定

防己的性状鉴定要点：

①呈圆柱形或半圆柱形，常弯曲，形似"猪大肠"。

②表面在弯曲处常有深陷横沟。

③断面平坦，灰白色，富粉性，木质部占大部分，有稀疏的放射状纹理，习称"车轮纹"。味苦。

广防己性状鉴定要点：

①呈圆柱形或半圆柱形，略弯曲，长6～18cm，直径1.5～4.5cm。

②表面灰棕色，粗糙，有纵沟纹；除去粗皮的呈淡黄色，有刀刮的痕迹。

③体重，质坚实，不易折断，断面粉性，有灰棕色与类白色相间连续排列的放射状纹理。

实训提示：防己与广防己外形相似，容易混淆。广防己含马兜铃酸，新版《中国药典》没再收载。两者的主要区别是：防己药材断面放射状纹理比较稀疏，而广防己放射状纹理比较细密。

8. 北豆根与山豆根的鉴定

北豆根性状鉴定要点：

①呈细长圆柱形，弯曲，有分枝，长可达50cm，直径0.3～0.8cm。

②表面黄棕色至暗棕色，多有弯曲的细根，并可见突起的根痕及纵皱纹，外皮易剥落。

③质韧，不易折断，断面不整齐，纤维细，木质部淡黄色，呈放射状排列，中心有髓。味苦。

山豆根性状鉴定要点：

①根茎呈不规则的结节状，根呈长圆柱形，多有分枝。

②表面棕色至棕褐色，有突起的横向皮孔。

③质坚硬，难折断，断面角质样，皮部浅棕色，木质部淡黄色。味极苦，有豆

腥气。

实训提示：北豆根与山豆根常有混淆情况。北豆根入药部位为根茎，中心有髓，质韧，不易折断，断面呈放射状排列，状如车轮，习称“车轮纹”。而山豆根质坚硬，味极苦，嚼之有豆腥气。

9. 苦参与黄芪的鉴定

苦参性状鉴定要点：

①呈长圆柱形，下部常有分枝，长10~30cm，直径1~2cm。

②表面灰棕色或棕黄色，具横长皮孔，外皮薄，多破裂反卷，易剥落，剥落处显黄色，光滑。

③质硬，不易折断，断面纤维性，黄白色，有的具异型维管束，呈同心性环列或不规则散在。气微，味极苦。

黄芪性状鉴定要点：

①呈圆柱形，有的有分枝，上端较粗，长30~90cm，直径1~3.5cm。

②表面淡棕黄色或淡棕褐色，有不整齐的纵皱纹或纵沟。

③质硬而韧，不易折断，断面纤维性强，并显粉性，皮部黄白色，木质部淡黄色，有放射状纹理及裂隙，老根中心偶有枯朽状，黑褐色或呈空洞。气微，味微甜，嚼之微有豆腥味。

实训提示：苦参味极苦，黄芪味微甜，嚼之有豆腥味；苦参外皮薄，有的断面具异型维管束环列或散在，而黄芪断面皮部黄白色，木质部淡黄色，习称“金井玉栏”。

10. 北沙参与南沙参的鉴定

北沙参的性状鉴定要点：

①呈细长圆柱形，偶有分枝。

②表面淡黄白色，略粗糙，偶有残存外皮，不去外皮的表面黄棕色。

③质脆，易折断，断面角质样，皮部浅黄白色，木质部黄色。气特异，味微甘。

南沙参的性状鉴定要点：

①圆柱形或圆锥形，有的弯曲或扭曲，少数2~3分枝。

②表面黄白色或淡棕黄色，上部有细密横纹。

③质硬脆，易折断，折断面不平坦，类白色，多裂隙，较松泡。气微，味微甘、苦。

实训提示：北沙参断面角质样，体重质脆，易折断，皮木容易分离；而南沙参体轻而松泡，习称“泡参”。

二、常见中药的性状鉴定

1. 何首乌 ①不规则纺锤形。②表面红棕色。③断面皮部可见4~11个类圆形的异型维管束（习称“云锦纹”），中央有木心。

2. 白头翁　①圆柱形或圆锥形。②表面黄棕色，皮部易脱落，可见黄色木质部。③根头膨大，可见白色绒毛。

3. 延胡索　①不规则扁球形，表面灰黄色或黄棕色，顶端略凹陷，有茎痕。②质坚硬，碎断面黄色，角质。

4. 板蓝根　①呈圆柱形，根头部略膨大，可见轮状排列的暗绿色或暗棕色叶柄残基和密集的疣状突起。②表面灰黄色，有纵皱纹及支根痕，皮孔横长。③质略软而实，断面皮部黄白色，木质部黄色，习称"金井玉栏"。

5. 川芎　①呈不规则结节状拳形团块。②表面黄褐色，顶端有类圆形凹陷的茎痕，下侧有小瘤状根痕。③质坚实，断面散在黄棕色油室小点，可见多角形环纹。饮片边缘不整齐，习称"蝴蝶片"。

6. 防风　①呈长圆锥形或长圆柱形。②根头部有明显密集的环纹，习称"蚯蚓头"，环纹上有的有棕褐色毛状残留叶基（叶基维管束），习称"帚把头"。③体轻，质松，易折断，断面不平坦，皮部浅棕色，木质部浅黄色。

7. 柴胡

（1）北柴胡　①呈圆柱形或长圆锥形，顶端残留茎基或短纤维状叶基，表面黑褐色或浅棕色。②断面显纤维性。③气微香，味微苦。

（2）南柴胡　①呈圆锥形，顶端有多数细毛状枯叶纤维，表面红棕色或黑棕色。②断面平坦，不显纤维性。③具败油气。

8. 龙胆

（1）龙胆　①根茎呈块状，根呈细长圆柱形，略扭曲。②表面上部具明显的横皱纹，断面略平坦，木质部黄白色，有3～10个点状木质部束环列。③味极苦。

（2）坚龙胆　外表无横皱纹，外皮膜质，易脱落。木质部黄白色，易与皮部分离。中央无髓部。

9. 丹参　①根茎粗短，根长圆柱形，表面棕红色或暗棕红色。②质硬而脆，断面木质部呈放射状。

10. 黄芩　①呈圆锥形。②表面棕黄色或深黄色，有扭曲的纵皱纹或不规则的网纹。③质硬而脆，易折断，断面黄色，中央红棕色。老根中间呈暗棕色或棕黑色，枯朽状或已成空洞状，习称"枯芩"。

11. 桔梗　①表面白色或淡黄白色，有的具短的根茎，其上有数个半月形茎痕。②断面不平坦，有裂隙，皮部类白色，形成层环棕色，木质部淡黄色，习称"金井玉栏"。

12. 党参　①根头部膨大，有多数疣状突起的茎痕及芽，习称"狮子盘头"，支根断落处常有黑褐色胶状物。②质地柔软，有特殊香气，味甜。

13. 虎杖　①为圆柱形短段或不规则厚片，外皮棕褐色，质坚硬，断面皮部薄，易与木质部分离。②木质部宽广，棕黄色，射线呈放射状。③根茎髓中有隔或呈空洞状。

14. 商陆　①为纵切或横切的块片。②横切片为不规则圆形，形成多个凹凸不平的同心性环纹，习称"罗盘纹"。③纵切片不规则长方形，木质部呈多数隆起的纵纹。气微，味甘淡，久嚼麻舌。

15. 银柴胡 ①呈类圆柱形，表面黄白色或淡黄色，有扭曲的纵皱纹及支根痕，多具孔穴状或盘状凹陷，习称“砂眼”。②顶端根头部略膨大，有疣状突起的茎痕及不育芽苞，习称“珍珠盘”。③质脆，易折断，断面皮部甚薄，木质部有黄、白相间的放射状纹理。

16. 太子参 ①细长纺锤形，黄白色。②质硬而脆，断面平坦，类白色。③气微，味微甘。

17. 远志 ①呈圆柱形或卷筒状。②表面灰黄色有密而深陷的横皱纹。③皮部易与木质部剥离。

18. 藁本 ①根茎呈不规则结节状圆柱形，上侧有数个凹陷的圆形茎基，下侧有多数点状根痕和残根。②体轻，质较硬，断面纤维状。③气浓香，味辛苦，微麻。

19. 秦艽

（1）秦艽 ①呈圆锥形，表面灰黄色或棕黄色，有纵向或扭曲的纵沟。②根头部常膨大，多由数个根茎合着。③质坚脆，断面木质部黄色。

（2）麻花艽 ①呈圆锥形，下部由数个小根互相交错纠集呈麻花状。②质松脆。③断面呈枯朽状。

（3）小秦艽 ①主根通常一个，较瘦小。残存茎基有纤维状叶鞘。②表面棕黄色，断面黄白色。

【课堂检测】

1. 简述川乌、草乌与附子的区别。

2. 简述白芍与赤芍的区别。

3. 说出何首乌、白头翁、延胡索、板蓝根、柴胡、龙胆、丹参、黄芩、地黄、桔梗、党参的性状鉴定要点。

【实训思考】

1. 进行性状鉴定常从哪些方面观察？

2. 怎样识别是根类中药材还是根茎类中药材？

【作业】

1. 简述川乌与草乌、白芍与赤芍的性状区别。

2. 记述何首乌、白头翁、延胡索、板蓝根、防风、柴胡、龙胆、丹参、黄芩、党参的鉴定要点。

项目八 根及根茎类中药性状鉴定（二）

【实训目的】

1. 熟悉黄精、玉竹、重楼、白及、紫草、巴戟天、茜草、续断、北沙参、木香、紫菀、三棱、泽泻、香附、石菖蒲、百部、知母、射干、郁金等常见中药的性状鉴定要点。

2. 掌握西洋参饮片与人参饮片，红参与高丽参，三七与莪术，当归与独活，白术与苍术，山药与天花粉，半夏与天南星，麦冬与天冬等易混淆中药的区别点。

【仪器】放大镜、直尺、单面刀片。

【实训材料】西洋参饮片、人参饮片、红参、高丽参、三七、莪术、当归、独活、白术、苍术、山药、天花粉、半夏、天南星、麦冬、天冬。

黄精、玉竹、重楼、白及、紫草、巴戟天、茜草、续断、北沙参、木香、紫菀、三棱、泽泻、香附、石菖蒲、百部、知母、射干、郁金。

【实训内容】

一、易混淆中药的鉴定

1. 西洋参饮片与人参饮片的鉴定

西洋参饮片鉴定要点：

①体重，质坚实。皮部可见明显的黄棕色点状树脂道，形成层环纹棕黄色。

②木质部黄白色，可见放射纹理。

③味微苦后甜。口尝初有明显的苦味，随后则转为甜味，其参味可维持5～8分钟。

人参饮片鉴定要点：

①质脆硬、重而疏，形成层环纹棕黄色，皮部有黄棕色的点状树脂道及放射状裂隙。

②松泡不平滑，心部或有针孔或裂隙，放射纹理不明显。

③切片易烂裂。味微苦微甘。口尝初为苦味及参味，很快转淡，并渐渐消失。其参味仅维持3～5分钟。

实训提示：西洋参饮片与人参饮片极为相似，容易混淆。但西洋参饮片皮部黄棕色或红棕色点状树脂道分布比较明显，质地相对致密，木质部放射状，常无裂隙，苦味明显而区别于人参。

2. 红参与高丽参的鉴定

红参性状鉴定要点：

①主根呈纺锤形或圆柱形，红棕色，具纵沟，上部有断续的不明显环纹。

②根茎（芦头）长1～2cm，上有数个凹窝状茎痕（芦碗）。

③质硬而脆，断面平坦，角质样。气微香而特异，味甘、微苦。

高丽参的性状鉴定要点：

①主根呈方形，表面棕褐色或红棕色，有些上半部分多为棕黄色，习称“黄马褂”。

②参体较饱满，顶端平宽，有的具有两个芦头，有的为单芦头，称“独碗芦”。芦头粗大，每一芦碗中间都呈凹陷状，边缘整齐。

③质坚，体重，断面角质光亮，有菊花纹。气浓香，味甘微苦。

实训提示：红参圆柱形，芦头较小，参体顶端较窄，全体红棕色；而高丽参呈方形，芦头较大，参体顶端较宽，有些上半部分呈棕黄色，习称“黄马褂”。

3. 三七与莪术的鉴定

三七性状鉴定要点：

①呈类圆锥形或圆柱形。

②表面灰褐色或灰黄色，有瘤状突起，侧面有支根断痕。

③质坚实，断面皮部灰绿色、黄绿色或灰白色，木质部颜色较深，击碎后皮部与木质部常分离，习称为“铜皮铁骨”。味苦而后微甜。

莪术性状鉴定要点：

①呈类圆球形，纺锤形，外表皮灰黄色，有细环节纹。

②质坚重，不易碎裂。

③断面黄褐色或绿褐色，角质样，有光泽，近皮层处有一黄白色环圈。

实训提示：三七为双子叶植物的根，断面木质部呈放射状纹理，表面有不规则瘤状突起。莪术为单子叶植物的根茎，断面“筋脉点”散在，表面有明显的环节。

4. 当归与独活的鉴定

当归性状鉴定要点：

①主根（归头）粗短，具环纹，下部支根多扭曲。上端圆平，有茎基及叶鞘的残基。

②质较柔韧，折断面黄白色或淡黄色，皮部厚，有棕色油点，形成层呈黄棕色环状，木质部色较淡。

③有浓郁香气，味甘、辛、微苦。

独活性状鉴定要点：

①呈圆柱形，根头部膨大，多横皱纹。

②表面灰褐色或棕褐色。

③质较硬，断面皮部灰白色，形成层环棕色，木质部黄棕色。

④特异香气，味苦辛，微麻舌。

实训提示：当归和独活在形态上确实相似，特别是切片后不容易区分。但当归质较柔韧，皮部黄白色，木质部色较浅，而独活皮部灰白色，木质部黄棕色，有麻舌感。

5. 白术与苍术的鉴定

白术性状鉴定要点：

①呈不规则的肥厚团块或拳形团块，表面有瘤状突起。

②质坚硬，不易折断。生晒术断面皮部黄白色，木质部淡黄色或淡棕色，略显菊花纹及散在的棕黄色油点，微显油性；烘术断面色较深，角质样，有裂隙。

③气清香，味甘、微辛，嚼之略带黏性。

苍术性状鉴定要点：

①呈不规则连珠状或结节状圆柱形，表面灰棕色，顶端具茎痕或残留茎基。

②质坚实，断面黄白色或灰白色，散有多数橙黄色或棕红色油室，习称“朱砂点”。

③气香特异，味微甘、辛、苦。

实训提示：白术呈不规则的肥厚团块或拳形团块，有瘤状突起，而苍术呈不规则连珠状或结节状圆柱形，断面散有多数橙黄色或棕红色油室。

6. 山药与天花粉的鉴定

山药性状鉴定要点：

①呈圆柱形，弯曲而稍扁，表面黄白色或淡黄色。

②体重质坚，不易折断，断面白色，颗粒状，富粉性，中央无木心。

③气微，味淡、微酸，嚼之发黏。

天花粉性状鉴定要点：

①呈不规则圆柱形、纺锤形或瓣块状，表面黄白色或淡棕黄色。

②质坚实，断面白色或淡黄色，富粉性，中央无木心。

③横切面可见黄色导管小孔，略呈放射状排列，纵切面可见黄色筋脉纹。味微苦。

实训提示：山药与天花粉外形相似，均为圆柱形，表面类白色，容易混淆。但山药，断面白色，颗粒状，而天花粉断面可见黄色导管小孔，呈放射状排列。

7. 半夏与天南星鉴定

半夏性状鉴定要点：

①呈类球形，有的稍偏斜，直径1～1.5cm。

②表面白色或浅黄色，顶端有凹陷的茎痕，周围密布麻点状根痕，习称“针眼”，下面钝圆光滑。

③质坚实，断面洁白，富粉性。无臭，味辛辣、麻舌而刺喉。

天南星性状鉴定要点：

①呈扁球形，有的块茎周边具球状侧芽，高1～2cm，直径1.5～6.5cm。

②黄白色至淡黄棕色。顶端有凹陷的茎痕，周围有麻点状根痕。

③质坚硬，不易破碎。断面不平坦，色白，粉性。气微辛，味麻辣。

实训提示：半夏与天南星均为类球形，顶端有凹陷的茎痕，形态相似，容易混淆。但半夏较小，球形稍偏斜，而天南星较大，球形较扁。

8. 麦冬与天冬鉴定

麦冬性状鉴定要点：

①呈纺锤形，两端略尖，中部充实或略收缩。

②表面黄白色或淡黄色，半透明，具细纵纹。

③质柔韧或硬脆，断面黄白色，角质样，中央有细小中柱。嚼之发黏。

天冬性状鉴定要点：

①呈长纺锤形，略弯曲。

②表面黄白色至淡黄棕色，半透明，光滑或具深浅不等的纵皱纹。

③质硬或柔润，有黏性，断面角质样，中柱黄白色。

实训提示：麦冬较小，表面黄白色，具细纵纹，而天冬长而扁，表面光滑，角质样，多有黏性。

二、常见中药的性状鉴定

1. 黄精

（1）鸡头黄精　①形似鸡头，略呈圆锥形。②表面黄白色或黄棕色，半透明，具稍隆起的波状环节及圆盘状茎痕。③质硬而韧，断面淡黄棕色至淡棕色，有多数黄白色筋脉点（维管束）。

（2）姜形黄精　①呈长条结节状，形似姜，长短不一。②结节上侧有突出的圆盘状茎痕，常数个块状结节相连，表面较粗糙。

（3）大黄精　呈肥厚肉质的结节状，结节长达10cm以上。

2. 玉竹　①呈长圆柱形，粗细均匀。②表面黄白色或淡黄棕色，半透明，具纵皱纹及微隆起的环节，偶有圆盘状茎痕。③质硬而脆，受潮后变韧，易折断，断面角质样或显颗粒性。

3. 重楼　①呈结节状扁圆柱形，密生层状突起的粗环纹。②上面有数个圆形或半圆形凹陷的茎痕。③质坚实，断面白色至黄白色，有粉性。

4. 白及　①呈不规则扁圆形或菱形，有2~3分枝，似掌状。②表面有数个棕褐色同心环纹。③质坚硬，断面类白色，半透明，角质样，可见散在点状维管束。粗粉遇水即膨胀，有显著黏滑感，水浸液呈胶质样。

5. 紫草

（1）软紫草　①呈不规则的长圆柱形，多扭曲。②表面紫红色或紫褐色，皮部疏松，呈条形片状，常10余层重叠，易剥落。顶端有的可见分歧的茎残基。③体软，质松软，易折断，断面不整齐，木质部较小，黄色或黄白色。

（2）硬紫草　①呈圆锥形，扭曲，有分枝。②表面紫红色或紫黑色，粗糙有纵纹，皮部薄，易剥落。③质硬而脆，易折断，断面皮部深紫色，木质部较大，灰黄色。

6. 巴戟天　①扁圆柱形，略弯曲。②表面灰黄色或暗灰色，具纵皱纹及横裂纹，皮部易横向断裂而露出木质部，形似鸡肠，故有“鸡肠风”之称。③质韧，断面皮部厚，易与木质部剥离。

7. 茜草　①根茎呈结节状，丛生粗细不等的根。②根呈圆柱形，表面红棕色或暗棕色。③质脆，易折断，断面平坦，皮部紫红色，木质部宽广，浅黄红色，导管孔多数。久嚼刺舌。

8. 续断　①呈圆柱形，略扁。②表面灰褐色或黄褐色，有稍扭曲或明显扭曲的纵皱及沟纹，可见横裂的皮孔。③质软，久置后变硬，易折断，断面木质部黄褐色，导管束呈放射状排列。

9. 木香　①呈圆柱形、枯骨形或半圆柱形。②表面黄棕色至灰褐色。质坚实，不易折断，断面形成层环棕色，有放射状纹理及散在的褐色点状油室，习称“朱砂点”。③气香特异，味微苦。

10. 紫菀　①根茎呈不规则块状，根茎簇生多数细根，多编成辫状。②表面紫红色或灰红色，有纵皱纹。③质较柔韧。气微香，味甜、微苦。

11. 三棱　①呈圆锥形，上圆下尖。②表面黄白色或灰黄色，有刀削痕迹，并有密集的点状须根痕，略呈横向环状排列。③质坚实，极难折断。切面中间有多数不明显的维管束小点。嚼之微有麻辣感。

12. 泽泻　①呈类球形、椭圆形或卵圆形。②表面有不规则的横向环状浅沟纹及多数细小突起的须根痕。③质坚实，断面黄白色，粉性，有多数细孔。

13. 香附　①多呈纺锤形，有的略弯曲，表面有纵皱纹，并有6～10个略隆起的环节，节上有未除净的棕色毛须及须根断痕；去净毛须者较光滑，环节不明显。②质硬，经蒸煮者断面黄棕色或红棕色，角质样；生晒者断面色白而显粉性，内皮层环纹明显，中柱色较深，点状维管束散在。③气香，味微苦。

14. 石菖蒲　①呈扁圆柱形，多弯曲，常有分枝。②表面棕褐色或灰棕色，粗糙，有疏密不匀的环节，叶痕呈三角形，左右交互排列。③质硬，断面纤维性，类白色或微红色，内皮层环明显，可见多数维管束小点及棕色油细胞。气芳香。

15. 百部

（1）直立百部　①呈纺锤形，上端较细长，皱缩弯曲。②表面黄白色或淡棕黄色，有不规则深纵沟。③质脆，易折断，断面平坦，角质样，淡黄棕色或黄白色，皮部较宽。

（2）蔓生百部　①两端稍狭细。②表面多不规则皱褶及横皱纹。

（3）对叶百部　①呈长纺锤形或长条形。②表面浅黄棕色至灰棕色，具浅纵皱纹或不规则纵槽。③质坚实，断面黄白色至暗棕色，中柱较大，髓部类白色。

16. 知母　①呈长条形，略扁，一端有浅黄色的茎叶残痕。②表面黄棕色至棕色，上面有一凹沟，具紧密排列的环状节，节上密生黄棕色的残存叶基，由两侧向根茎上方生长，下面有点状根痕。③质硬，易折断，断面黄白色。④气微，味微甜、略苦，嚼之带黏性。

17. 射干　①呈不规则结节状。②表面黄褐色、棕褐色，有较密的环纹。上面有数个圆盘状凹陷的茎痕，下面有残留细根及根痕。③质硬，断面黄色，颗粒性。

18. 郁金

（1）温郁金　①呈长圆形或卵圆形，稍扁，有的微弯曲，两端渐尖。②表面灰褐色或灰棕色，具不规则的纵皱纹，纵纹隆起处色较浅。③质坚实，断面角质样，内皮层环明显。

（2）黄丝郁金　①呈纺锤形，有的一端细长。②表面棕灰色或灰黄色，具细皱纹，断面橙黄色，外周棕黄色至棕红色。③气芳香，味辛辣。

（3）桂郁金　①呈长圆锥形或长圆形。②表面具疏浅纵纹或较粗糙网状皱纹。③气微，味微辛、苦。

（4）绿丝郁金　①呈长椭圆形，较粗壮。②气微，味淡。

【课堂检测】

1. 简述西洋参饮片与人参饮片的区别点。

2. 简述红参与高丽参的区别点。

3. 简述麦冬与天冬的区别点。

4. 说出黄精、玉竹、重楼、巴戟天、茜草、泽泻、香附、知母、射干的性状鉴定要点。

【实训思考】怎样从药材断面识别属于单子叶植物还是双子叶植物？

【作业】

1. 简述西洋参饮片与人参饮片、红参与高丽参、麦冬与天冬的区别点。

2. 记述黄精、玉竹、重楼、巴戟天、茜草、泽泻、香附、知母、射干的性状鉴定要点。

模块三　茎木类、皮类中药鉴定技能实训

项目一　牡丹皮鉴定

【实训目的】

1. 了解牡丹植物识别要点。

2. 熟悉牡丹皮的理化鉴定方法及临时制片法。

3. 掌握牡丹皮的性状鉴定要点及显微鉴定特征。

【仪器试剂】

仪器　生物显微镜、紫外光灯、升华装置（载玻片、铜圈、酒精灯、石棉网）、水浴锅、临时制片用具（解剖针、镊子、载玻片、盖玻片等）。

试剂　蒸馏水、水合氯醛试液、乙醚、三氯化铁醇溶液、硝酸。

【实训材料】牡丹的腊叶标本、牡丹皮药材标本、牡丹皮永久制片、牡丹皮粉末。

【实训内容】

1. 原植物鉴定　观察牡丹腊叶标本或幻灯片，注意：①落叶小灌木。②叶通常为二回三出复叶，顶生小叶宽卵形，3 裂至中部；侧生小叶不等 2 裂至 3 浅裂或不裂。③花单生于枝顶，花瓣 5，或为重瓣，蓇葖果卵形。

2. 性状鉴定　观察牡丹皮药材标本，注意以下特征：

（1）连丹皮

①呈筒状或半筒状。

②外表面灰褐色或黄褐色，有多数横长皮孔样突起和细根痕，栓皮脱落处粉红色；内表面淡灰黄色或浅棕色，有明显的细纵纹，常见发亮的结晶。

③质硬而脆，易折断，断面较平坦，淡粉红色，粉性。

④气芳香，味微苦而涩。

（2）刮丹皮　外表面有刮刀削痕，红棕色或淡灰黄色，有时可见灰褐色斑点状残存外皮。其余同连丹皮。

3. 显微鉴定

（1）组织构造　取牡丹皮永久制片，置于显微镜下观察：

①木栓层由多列细胞组成，壁浅红色。皮层菲薄，为数列切向延长的薄壁细胞。

②韧皮部占大部分。

③射线宽1~2列细胞。

④韧皮部、皮层薄壁细胞以及细胞间隙中含草酸钙簇晶。

（2）粉末显微　制作牡丹皮粉末水装片，置于显微镜下观察：

①淀粉粒甚多，单粒类圆形或多角形，脐点点状、裂缝状或飞鸟状；复粒由2~6分粒组成。

②草酸钙簇晶直径9~45μm，有时含晶细胞连接，簇晶排列成行，或一个细胞含数个簇晶。

③木栓细胞长方形，壁稍厚，浅红色（图3－1）。

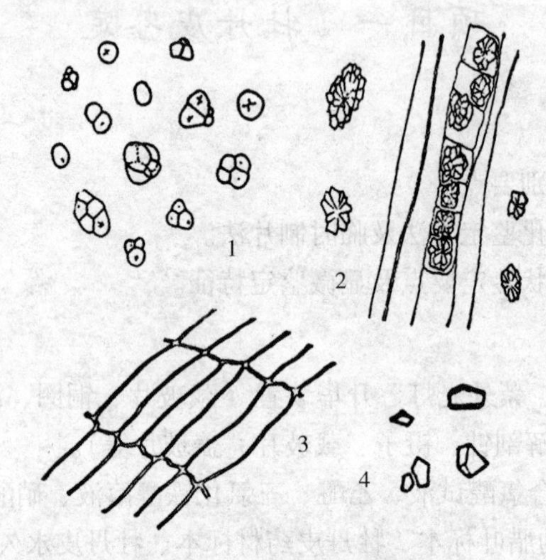

图3－1　牡丹皮粉末图

1. 淀粉粒　2. 草酸钙簇晶　3. 木栓细胞　4. 草酸钙方晶

4. 理化鉴定

（1）检查丹皮酚　取粉末进行微量升华，升华物在显微镜下呈长柱形、针状、羽状结晶，于结晶上滴加三氯化铁醇溶液，则结晶溶解而成暗紫色。

（2）丹皮酚反应　取粉末2g，加乙醚20mL，振摇2分钟，滤过，取滤液5mL，置于水浴锅上蒸干，放冷，残渣中加硝酸数滴，先显棕黄色，后变鲜绿色（芍药根皮粉末显黄色）。

【实训提示】

1. 在显微鉴定中，草酸钙簇晶较小，直径9~45μm，不易观察，必要时可制作透化片观察。

2. 使用硝酸时，必须严格按照操作规范。

3. 挥发乙醚必须在水浴锅上隔火挥发。

【课堂检测】

1. 说出牡丹皮的识别要点。

2. 在牡丹皮的粉末显微鉴定中都可以看到哪些显微特征？

3. 在显微镜下找出牡丹皮中的草酸钙簇晶、淀粉粒。

【实训思考】

1. 微量升华是鉴定牡丹皮中的哪种化学成分？

2. 水合氯醛透化的作用是什么？

【作业】

1. 记述牡丹皮的性状鉴定要点及理化鉴定结果。

2. 绘出牡丹皮粉末显微图。

项目二　厚朴鉴定

【实训目的】

1. 了解厚朴原植物的识别要点。

2. 熟悉厚朴的理化鉴定方法及临时制片法。

3. 掌握厚朴的性状鉴定要点及显微鉴定特征。

【仪器试剂】

仪器　生物显微镜、紫外光灯、临时制片用具（解剖针、镊子、载玻片、盖玻片等）。

试剂　蒸馏水、水合氯醛试液、氯仿、碘化钾、硅钨酸。

【实训材料】厚朴腊叶标本、厚朴药材标本、厚朴永久制片、厚朴粉末。

【实训内容】

1. 原植物鉴定　观察厚朴腊叶标本或幻灯片，注意：①叶大，近革质；②长圆状倒卵形，先端具短急尖或圆钝，基部楔形，全缘而微波状；③叶柄粗壮，托叶痕长为叶柄的2/3。

2. 性状鉴定　观察厚朴药材标本，注意干皮、根皮、枝皮的特征：

（1）干皮（筒朴）

①呈卷筒状或双卷筒状。

②外表面灰棕色或灰褐色，粗糙，有时呈鳞片状，较易剥落，有明显椭圆形皮孔和纵皱纹，刮去粗皮者显黄棕色。

③内表面紫棕色或深紫褐色，较平滑，有细密皱纹，划之显油痕。

④质坚硬，不易折断，断面外层灰棕色颗粒性，内层紫褐色或棕色，纤维性，有油性，有的可见多数小亮星。

⑤气香，味辛辣，微苦。

（2）根皮（根朴）

①呈单筒状或不规则块片，有的似鸡肠，习称“鸡肠朴”。

②质硬，较易折断，断面纤维性。

（3）枝皮（枝朴）

①呈单筒状，质脆，易折断。

②断面纤维性。

3. 显微鉴定

（1）组织构造　取厚朴的永久制片观察，从内到外可见到：

①木栓层为10余列细胞，有的可见落皮层。

②皮层外侧有石细胞环带，内侧散有油细胞及石细胞群。

③韧皮部射线宽1～2列细胞，纤维多数个成束，亦有石细胞散在（图3-2）。

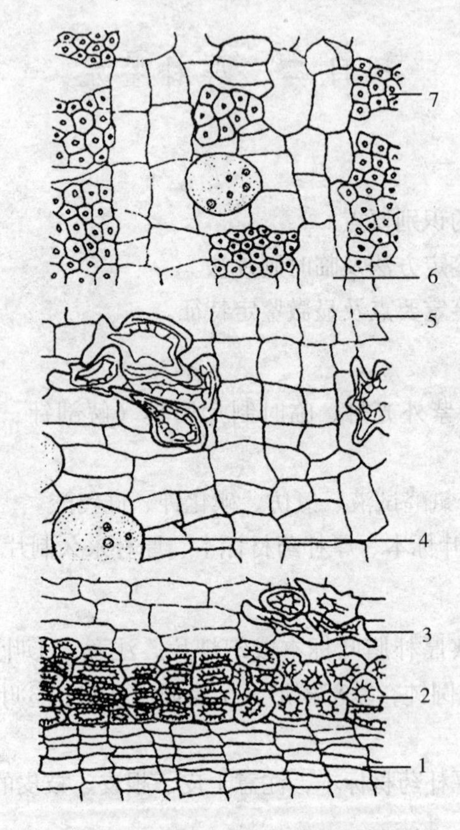

图3-2　厚朴横切面详图

1. 木栓层　2. 石细胞　3. 分枝状石细胞　4. 油细胞
5. 韧皮部　6. 韧皮射线　7. 纤维束

（2）粉末显微　制作厚朴粉末水装片，置于显微镜下观察：

①石细胞内方形、椭圆形、卵圆形或不规则分枝状，直径11～65μm，有时可见层纹。

②纤维甚多，壁甚厚，有的呈波浪形或一边呈锯齿状，木化，孔沟不明显。

③油细胞椭圆形或类圆形，含黄棕色油状物。

④木栓细胞。

⑤草酸钙方晶（图3-3）。

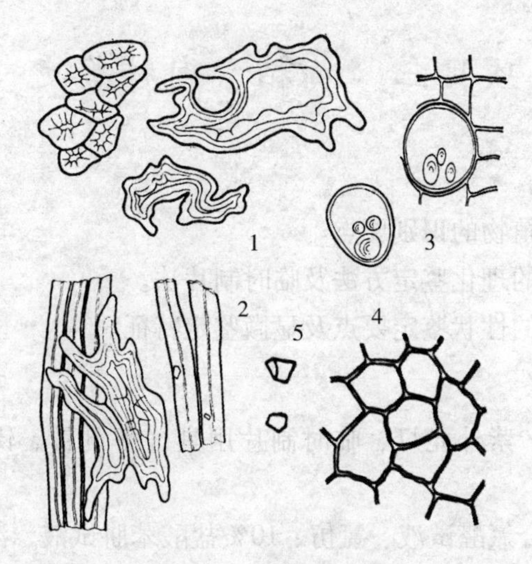

图3-3　厚朴粉末图

1. 石细胞　2. 纤维　3. 油细胞　4. 木栓细胞　5. 草酸钙方晶

4. 理化鉴定

（1）荧光试验　取粗粉3g，加氯仿30mL，回流30分钟，滤过。取滤液，在紫外光灯（365nm）下，顶面观现紫色，侧面观显二层，上面黄绿色，下面棕色荧光。

（2）检查生物碱　本品酸性乙醇提取液，加碘化钾试剂，生成橙红色沉淀；加硅钨酸试剂，生成白色沉淀。

【实训提示】

1. 厚朴中石细胞比较特殊，呈不规则分枝状，常作为识别要点。
2. 紫外线对人体有损伤作用，避免长时间接触。

【课堂检测】

1. 说出厚朴的识别要点。
2. 在厚朴的粉末显微鉴定中都可以看到哪些显微特征？
3. 在显微镜下找出厚朴的纤维、石细胞和油细胞。

【实训思考】

1. 厚朴中石细胞有什么特点。
2. 厚朴折断面哪点比较特殊，常作为真伪鉴别要点？

【作业】

1. 记述厚朴的性状鉴定要点及理化鉴定结果。
2. 绘出厚朴粉末显微图。

项目三　黄柏、肉桂鉴定

【实训目的】

1. 了解黄柏、肉桂植物的识别要点。

2. 熟悉黄柏、肉桂的理化鉴定方法及临时制片法。

3. 掌握黄柏、肉桂的性状鉴定要点及显微鉴定特征。

【仪器试剂】

仪器　生物显微镜、紫外光灯、临时制片用具（解剖针、镊子、载玻片、盖玻片等）。

试剂　蒸馏水、水合氯醛试液、氯仿、10%盐酸苯肼试液、浓硫酸、乙醇等。

【实训材料】黄柏、肉桂腊叶标本；黄柏、肉桂药材标本；黄柏、肉桂永久制片；黄柏、肉桂粉末。

【实训内容】

1. 原植物鉴定

（1）观察黄柏腊叶标本或幻灯片，注意：①单数羽状复叶对生，小叶7～15。②叶片矩圆状披针形至矩圆状卵形，长9～15cm，宽3～5cm。

（2）观察肉桂腊叶标本或幻灯片，注意：①叶互生或近对生，长椭圆形至近披针形，先端稍急尖，基部急尖。②三出脉，侧脉近对生，自叶基5～10mm处生出，稍弯向上伸至叶端之下方渐消失，与中脉在上面明显凹陷，下面十分凸起。③圆锥花序腋生或近顶生。

2. 性状鉴定

（1）观察黄柏中药标本，注意以下特征：

①呈板片状或浅槽状。

②外表皮黄褐色或黄棕色，平坦或具纵沟纹，有的可见皮孔痕及残存的灰褐色粗皮。

③内表面暗黄色或淡棕色，具细密的纵棱纹。

④体轻，质硬。

⑤断面纤维性，呈裂片状分层，深黄色。

⑥气微，味极苦。

⑦嚼之有黏性，唾液染成黄色。

（2）观察肉桂中药标本，注意以下特征：

①呈槽状或卷筒状。

②外表面灰棕色，稍粗糙，有不规则的细皱纹及横向突起的皮孔，有的可见灰白色的斑纹。

③内表面红棕色，略平坦，有细纵纹，划之显油痕。

④质硬而脆，易折断。

⑤断面不平坦，外层棕色而较粗糙，内层红棕色而油润，内外之层间有1条黄棕色的线纹。

⑥气香浓烈，味甜、辣。

3. 显微鉴定

（1）组织构造

取黄柏永久制片，注意：

①木栓层由多列长方形细胞组织成，内含棕色物质，栓内层细胞中含草酸钙方晶。

②皮层比较狭窄，散有纤维群及石细胞群，石细胞大多分枝，壁极厚。

③韧皮部占绝大部分，外侧有少数石细胞。

④纤维束切向排列呈断续的层带（又称硬韧部），纤维束周围薄壁细胞中常含草酸钙方晶。

⑤射线宽2~4列细胞，常弯曲而细长。

⑥薄壁细胞中含细小的淀粉粒和草酸钙方晶，黏液细胞随处可见（图3-4）。

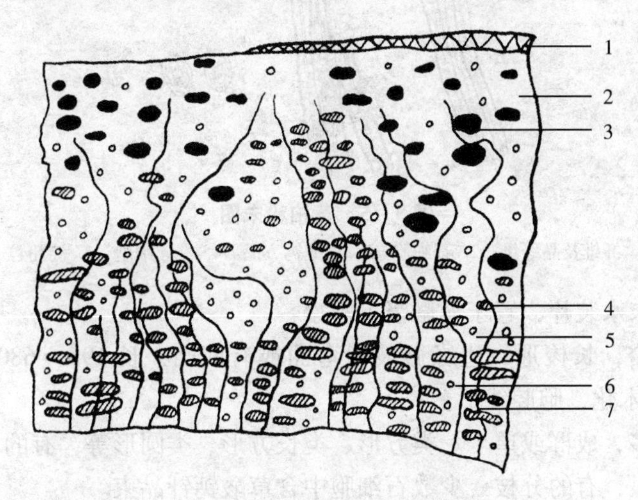

图3-4　黄柏横切面简图

1. 木栓层　2. 皮层　3. 石细胞　4. 纤维束　5. 韧皮部　6. 黏液细胞　7. 射线

取肉桂的永久制片，注意：

①木栓细胞数列，最内层细胞壁木化。

②皮层较宽厚，散有石细胞、油细胞及黏液细胞。

③中柱鞘部位石细胞群排列成近于连续的环层。

④韧皮部约占树皮的1/2，射线宽1~2列细胞，含细小草酸钙针晶。

⑤纤维常单个疏散或2~3个成束。

⑥油细胞随处可见。

⑦薄壁细胞含淀粉粒。

（2）粉末显微

制作黄柏粉末水装片，置于显微镜下观察：

①石细胞鲜黄色，常不规则分枝状，长约至240μm，也有呈类多角形、类圆形者，

壁极厚，层纹细密，孔沟不明显，胞腔细小。

②纤维及晶纤维鲜黄色，成束，甚长，边缘微波状，直径18~32μm，壁极厚，木化，胞腔线形。纤维周围的细胞含草酸钙方晶，形成晶纤维。

③草酸钙方晶较多，呈类双锥形、多面形或正立方形，直径8~24μm。

④黏液细胞单个黄色，呈类圆形或矩圆形。

⑤淀粉粒细小，复粒稀少，由2~4分粒组成（图3-5）。

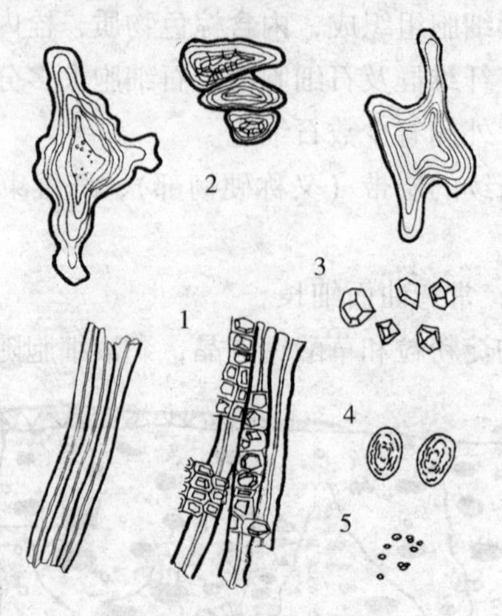

图3-5　黄柏粉末图

1. 纤维及晶纤维　2. 石细胞　3. 草酸钙方晶　4. 黏液细胞　5. 淀粉粒

制作肉桂粉末水装片，置于显微镜下观察：

①纤维多单个，长梭形，边缘微波状弯曲或有凹凸，长195~680μm，直径24~50μm，壁极厚，木化，胞腔线形。

②石细胞较多，成群或单个。类方形、类长方形、类圆形等，有的三边厚一边薄形如马蹄，孔沟明显，有的分枝。少数石细胞中含草酸钙针晶束。

③油细胞类圆形，壁薄，内含黄色油状物。

④草酸钙针晶细小，成束或散在。较细小，长短不一，长至43μm，射线细胞中较多。

⑤木栓细胞表面观类多角形，壁稍厚，木化，有的壁一边较薄，另一边较厚，纹孔明显，胞腔内含红棕色物质。

⑥淀粉粒众多。

4. 理化鉴定

（1）荧光试验　取黄柏断面，置于紫外光灯下观察，显亮黄色荧光。

（2）检查小檗碱　取粉末0.1g，加乙醇10mL，振摇数分钟，滤过，滤液加硫酸1mL，沿管壁滴加氯仿试液1mL，在两液接界处显红色环。

（3）检查桂皮醛　取肉桂粉末0.1g，加氯仿1mL浸渍，吸取氯仿液2滴于载玻片上，待挥干，滴加10%盐酸苯肼试液1滴，加盖玻片，镜下可见桂皮醛苯腙杆状结晶。

【实训提示】

1. 黄柏石细胞形状特殊，常作为鉴定要点。

2. 肉桂纤维、石细胞特征明显，常作为鉴定要点。

【课堂检测】

1. 说出黄柏和肉桂的识别要点。

2. 在黄柏和肉桂的粉末显微鉴定中都可以看到哪些显微特征？

3. 在显微镜下找出黄柏粉末中的晶纤维、肉桂粉末中的石细胞和油细胞。

【实训思考】肉桂、厚朴、黄柏都为皮类药材，如何区别？

【作业】

1. 记述黄柏的性状鉴定特征及理化鉴定结果。

2. 绘出黄柏、肉桂粉末显微图。

项目四　茎木类、皮类中药鉴定

【实训目的】

1. 熟悉苏木、络石藤、钩藤、桑白皮、秦皮、合欢皮、海桐皮、苦楝皮、白鲜皮等常见中药的性状鉴定要点。

2. 掌握木通与川木通、大血藤与鸡血藤、通草与小通草、沉香与降香、桑寄生与槲寄生、黄柏与关黄柏、香加皮与地骨皮等易混淆中药的区别点。

【仪器】放大镜、直尺、单面刀片。

【实训材料】苏木、络石藤、钩藤、桑白皮、秦皮、合欢皮、海桐皮、苦楝皮、白鲜皮。

木通、川木通、大血藤、鸡血藤、通草、小通草、沉香、降香、桑寄生、槲寄生、黄柏、关黄柏、香加皮、地骨皮。

【实训内容】

一、易混淆中药的鉴定

1. 木通与川木通的鉴定

木通性状鉴定要点：

①表面灰棕色至灰褐色。

②外皮粗糙且具突起的皮孔，节部膨大或不明显，具侧枝断痕。

③木质部黄白色，射线呈放射状排列。

④髓小或有时中空，黄白色或黄棕色。

川木通性状鉴定要点：

①表面黄棕色或黄褐色。

②有纵向凹沟及棱线；节处多膨大，有侧枝痕，残存皮部易撕裂，质坚硬。

③木质部浅黄棕色或黄色，有黄白色放射状纹理及裂隙，其间布满导管孔。

④髓部较小。类白色或黄棕色，偶有空腔。

实训提示：木通的外皮较厚，表面灰棕色或灰褐色，而川木通表面有纵向凹沟及棱线。

2. 大血藤与鸡血藤的鉴定

大血藤性状鉴定要点：

①有膨大节，质硬。

②断面皮部红棕色，有数处向内嵌入木质部，孔状导管呈放射状排列。

鸡血藤性状鉴定要点：

①横切面可见树脂状分泌物呈红褐色或黑棕色，并与木质部相间排列成3~8个偏心性半圆形或圆形环。

②木质部淡黄色，小孔洞不规则排列。

③小型的髓偏向一侧。

实训提示：两者名称易混，饮片性状差别较大，大血藤木质部导管呈放射状排列，而鸡血藤横切面可见树脂状分泌物呈红褐色或黑棕色，排列成3~8个偏心性半圆形或圆形环，髓部偏向一侧。

3. 通草与小通草的鉴定

通草性状鉴定要点：

①通草表面白色或淡黄色。

②断面平坦，中空或有半透明薄膜，实心者少见。

小通草性状鉴定要点：

①表面白色或淡黄色。

②断面平坦无空心，气微，无味。

实训提示：通草较粗，断面中空或有半透明薄膜特征明显；小通草较细，断面实心。

4. 沉香与降香的鉴定

沉香性状鉴定要点：

①表面凸凹不平，有加工的刀痕。

②有棕黑色微显光泽的树脂和黄白色不含树脂部分交互形成的斑纹。

③质疏松。

降香性状鉴定要点：

①表面紫红色或红褐色。

②切面有致密的纹理。

③质硬，有油性。火烧有黑烟及油冒出，残留白色灰烬。

实训提示：沉香表面凸凹不平，有棕黑色树脂斑纹，而降香表面紫红色或红褐色，质地硬而沉重，入水下沉。

5. 黄柏与关黄柏的鉴定

黄柏性状鉴定要点：

①呈板片状。

②外表皮黄褐色或黄棕色，有的可见残存的灰褐色粗皮。内表面暗黄色或淡棕色，具细密的纵棱纹。

③体轻，质硬。

④断面纤维性，呈裂片状分层，深黄色。

关黄柏性状鉴定要点：

①呈板片状或浅槽状。

②外表面黄绿色或淡棕黄色，较平坦，有不规则的纵裂纹，皮孔较小而少见，偶有灰白的粗皮残留。内表面黄色或黄棕色。

③体轻，质较硬。

④断面纤维性，有的呈裂片状分层。

实训提示：两者外形相似，容易混淆。但黄柏可见残存的灰褐色粗皮，折断时断面易呈裂片状分层，而关黄柏外表面黄绿色或淡棕黄色，有不规则的纵裂纹。

6. 香加皮与地骨皮的鉴定

地骨皮性状鉴定要点：

①呈筒状或槽状。

②外表面灰黄色至棕黄色，粗糙，易成鳞片状剥落，习称“糟皮”。

③体轻，质脆，内层灰白色，习称“白里”。气微，味微甘而后苦。

香加皮性状鉴定要点：

①呈卷筒状或槽状。

②外表面灰棕色或黄棕色，较平滑，有细纵纹。

③体轻，质脆，断面不整齐，黄白色。有特异香气，味苦，稍有麻舌感。

实训提示：两者外形相似，容易混淆。但地骨皮常以“糟皮白里无香气”而区别于香加皮。

二、常见中药的性状鉴定

1. 苏木 ①表面黄红色至棕红色。②具刀削痕，质坚硬。③断面略具光泽，年轮明显，有的带有亮星的髓部。无臭，味微涩。

2. 络石藤 ①茎呈圆柱形，多分枝。②表面红褐色，有点状皮孔和不定根。③质硬，断面淡黄白色，常中空。④叶对生，呈椭圆形或卵状披针形，上表面暗绿色或棕绿色，下表面色较淡，革质。

3. 钩藤 ①表面红棕色至紫红色。②多数枝节上对生两个向下弯曲的钩。③钩基部的枝上可见叶柄脱落后的窝点状痕迹和环状的托叶痕。

4. 桑白皮 ①呈扭曲的卷筒状、槽状或板片状。②外表面白色或淡黄白色，有的残留橙黄色或棕黄色鳞片状粗皮。③内表面黄白色或灰黄色，有细纵纹。④体轻，质韧，纤维性强，难折断，易纵向撕裂，撕裂时有粉尘飞扬。

5. 秦皮 ①呈槽状或板片状，表皮粗糙，具点状皮孔。②质硬而脆，折断面纤维性，可层层剥离。③水浸液在自然光下显蓝色荧光。

6. 合欢皮 ①呈卷筒状或半筒状，外表皮粗糙，有的可见椭圆形横向皮孔。内表面具细纵皱纹。②质硬而脆，断面呈纤维性片状，易层层剥离。③气微香，味淡、微涩、稍刺舌。

7. 海桐皮 ①呈板片状，外表面淡棕色，常散有钉刺。②内表面黄棕色，有细密网纹。③质硬而韧，断面裂片状。气微香，味微苦。

8. 苦楝皮 ①呈不规则板片状、槽状或半卷筒状。②外表面灰棕色或灰褐色，粗糙，有点状皮孔。内表面类白色或淡黄色。③质韧，不易折断，断面纤维性。

9. 白鲜皮 ①呈卷筒状。②外表面灰白色或淡灰黄色，内表面类白色。③质脆，折断时有粉尘飞扬，断面不平坦，略呈层片状。④有羊膻气，味微苦。

【课堂检测】

1. 说出大血藤和鸡血藤的区别点
2. 说出通草和小通草的区别点。
3. 说出香加皮和地骨皮的区别点。
4. 说出钩藤的鉴定要点。

【实训思考】鉴定皮类中药时常从哪些方面观察？

【作业】

1. 记述苏木、秦皮、钩藤、白鲜皮的性状鉴定要点。
2. 简述木通与川木通、大血藤与鸡血藤、沉香和降香的区别点。

模块四　叶类、花类中药鉴定技能实训

项目一　金银花鉴定

【实训目的】

1. 了解忍冬植物的识别要点。

2. 熟悉金银花的临时制片法。

3. 掌握金银花的性状鉴定要点及显微鉴定特征。

【仪器试剂】

仪器　生物显微镜、临时制片用具（解剖针、镊子、载玻片、盖玻片、吸水纸等）、酒精灯。

试剂　蒸馏水、水合氯醛试液、稀甘油试液。

【实训材料】忍冬腊叶标本、金银花药材标本、金银花粉末。

【实训内容】

1. 原植物鉴定　观察忍冬腊叶标本或幻灯片，注意：①多年生半常绿缠绕木质藤本。②叶对生，密被短柔毛，卵形。③花成对腋生，花初开时为白色，后变为金黄色。④花冠唇形，花冠筒细长，上唇4浅裂，下唇不裂，稍反转。

2. 性状鉴定　观察金银花药材标本，注意以下特征：

①呈棒状，上粗下细。

②表面黄白色或绿白色（贮久色渐深），密被短柔毛。

③花萼绿色，先端5裂，裂片有毛。

④开放者花冠筒状，先端二唇形；雄蕊5枚，附于筒壁，黄色，雌蕊1枚。

⑤气清香，味淡、微苦。

3. 显微鉴定　制作金银花粉末水装片，置于显微镜下观察：

①花粉粒众多，黄色，球形或三角形，外壁表面有细密短刺及圆形细颗粒状雕纹，具3个萌发孔。

②腺毛有两种：一种头部呈倒圆锥形，顶端平坦，侧面观由10～33个细胞组成；另一种头部近圆形或扁圆形，由4～20个细胞组成。腺毛头部细胞含黄棕色分泌物。

③非腺毛由1～2细胞组成，有两种类型：一种长而平直或稍弯曲，表面有微细疣

状突起；另一种较短，有的具单或双螺旋。

④薄壁细胞中含细小草酸钙簇晶。

⑤柱头顶端表皮细胞，呈绒毛状突起（图4－1）。

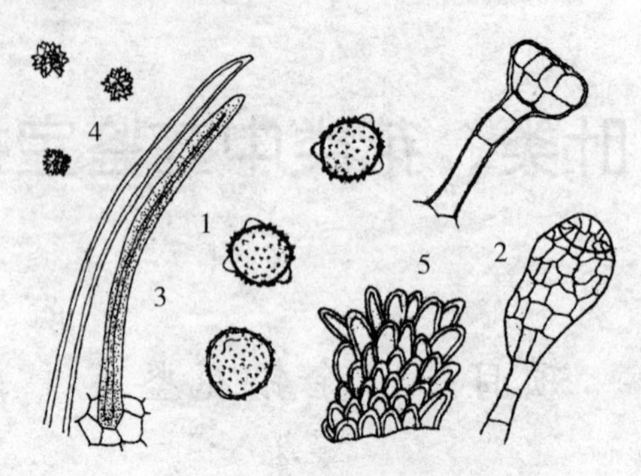

图4－1 金银花粉末图

1. 花粉粒 2. 腺毛 3. 非腺毛 4. 草酸钙簇晶 5. 柱头顶端表皮细胞

【实训提示】

1. 金银花中的腺毛、非腺毛及花粉粒，常作为识别要点。
2. 滴加水液时，水滴不能碰到金银花粉末，以防污染试剂。
3. 取样适量，以制片透明为度。

【课堂检测】

1. 说出金银花的识别要点。
2. 在金银花的粉末显微鉴定中都可以看到哪些显微特征？
3. 在显微镜下找出金银花中的腺毛、非腺毛及花粉粒。

【实训思考】

1. 金银花中的腺毛和非腺毛如何区分？
2. 金银花的花粉粒有什么特征？

【作业】

1. 记述金银花的性状鉴定要点及显微鉴定特征。
2. 绘出金银花粉末显微图。

项目二 菊花、红花鉴定

【实训目的】

1. 了解菊、红花植物识别要点。
2. 熟悉菊花、红花的临时制片法。
3. 掌握菊花、红花的性状鉴定要点及显微鉴定特征。

【仪器试剂】

仪器 生物显微镜、临时制片用具（解剖针、镊子、载玻片、盖玻片、吸水纸

等)、酒精灯。

试剂　蒸馏水、水合氯醛试液、稀甘油试液。

【实训材料】菊、红花腊叶标本；菊花、红花药材标本；菊花、红花粉末。

【实训内容】

1. 原植物鉴定

(1) 观察菊腊叶标本或幻灯片，注意：①全体被白色绒毛。②叶片卵形至披针形，叶缘有粗大锯齿或羽裂。③头状花序，边缘为舌状花，中央为管状花，黄色。④瘦果无冠毛。

(2) 观察红花腊叶标本或幻灯片，注意：①叶互生，长椭圆形或卵状披针形，叶缘齿端有锐刺。②头状花序，全由管状花组成，红黄色或红色。③瘦果白色，倒卵形，具4棱，无冠毛。

2. 性状鉴定

(1) 商品菊花可分为亳菊、滁菊、贡菊、杭菊等，观察药材标本：

亳菊

①呈倒圆锥形或圆筒形，有时稍压扁呈扇形，直径1.5~3cm，离散。

②总苞蝶状，总苞片3~4层，卵形或椭圆形，草质，黄绿色或褐绿色，外面被柔毛，边缘膜质。

③花托半球形，无托片或托毛。

④舌状花数层，雌性，位于外围，类白色，劲直，上举，纵向折缩，散生金黄色腺点；管状花多数，两性，位于中央，为舌状花所隐藏，黄色，顶端5齿裂。

⑤瘦果不发育，无冠毛。

⑥体轻，质柔润，干时松脆。

⑦气清香，味甘、微苦。

滁菊

①呈不规则球形或扁球形，直径1.5~2.5cm。

②舌状花类白色，不规则扭曲，内卷，边缘皱缩，有时可见淡褐色腺点。

③管状花大多隐藏。

贡菊

①呈扁球形或不规则球形，直径1.5~2.5cm。

②舌状花白色或类白色，斜升，上部反折，边缘稍内卷而皱缩，通常无腺点。

③管状花少，外露。

杭菊

①呈碟形或扁球形，直径2.5~4cm，常数个相连成片。

②舌状花类白色或黄色，平展或微折叠，彼此粘连，通常无腺点。

③管状花多数，外露。

(2) 观察红花药材标本，注意以下特征：

①为不带子房的管状花，长1~2cm。

②表面红黄色或红色。

③花冠筒细长，先端5裂；雄蕊5，花药聚合成筒状，黄白色。柱头长圆柱形，顶端微分叉。

④质柔软。

⑤气微香，味微苦。

3. 显微鉴定

（1）制作菊花水装片，置于显微镜下观察：

①花粉粒，黄色类球形，外壁较厚，具粗齿，有3个萌发孔。

②T形毛，大多断碎，顶端细胞长大，长375～525μm，直径30～40μm，基部细胞较小，2～5个。

③无柄腺毛，鞋底形，4～6个细胞，两两相对排列，外被角质层。

④花冠表皮细胞，垂周壁波状弯曲，平周壁有细密的放射状条纹。

⑤苞片表皮细胞，狭长，垂周壁波状弯曲，平周壁有粗条纹；气孔长圆形，直径26～38μm，长47～58μm，副卫细胞3～6个。

⑥花粉囊内壁细胞壁呈网状或条状增厚（图4－2）。

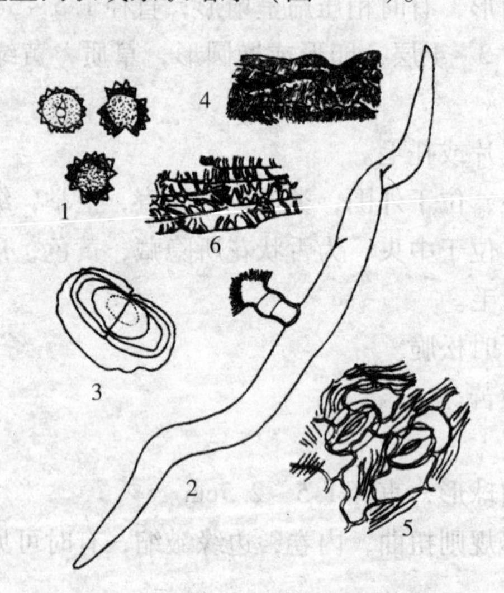

图4－2 菊花粉末图

1. 花粉粒 2. T形毛 3. 无柄腺毛 4. 花冠表皮细胞
5. 苞片表皮细胞及气孔 6. 花粉囊内壁细胞

（2）制作红花水装片，置于显微镜下观察：

①分泌道，由长管状分泌细胞单列纵向连接而成，内含黄棕色至红棕色分泌物。

②柱头及花柱上部表皮细胞，分化成圆锥形单细胞毛，先端较尖或稍钝。

③花粉粒，类圆形、椭圆形或橄榄形，直径约至60μm，具3个萌发孔，外壁有齿状突起。

④草酸钙方晶，存在于薄壁细胞中，直径2～6μm（图4－3）。

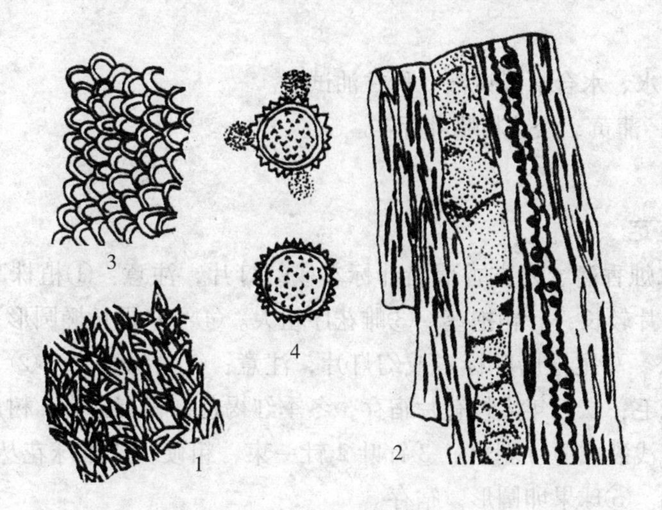

图 4－3　红花粉末图

1. 花柱碎片　2. 分泌细胞　3. 花瓣顶端碎片　4. 花粉粒

【实训提示】

1. 菊花中的花粉粒、T 形毛及腺毛特征明显，常作为识别要点。
2. 红花中的分泌道、花粉粒特征明显，常作为识别要点。

【课堂检测】

1. 说出菊花、红花的识别要点。
2. 在显微镜下找出菊花中的花粉粒、T 形毛及腺毛。
3. 在显微镜下找出红花中的分泌道、花柱碎片及花粉粒。

【实训思考】

1. 如何从性状上区别亳菊、滁菊、贡菊和杭菊?
2. 菊花和红花中花粉粒有什么不同?

【作业】

1. 记述菊花、红花的性状鉴定要点及显微鉴定特征。
2. 绘出菊花、红花粉末显微图。

项目三　蒲黄、松花粉鉴定

【实训目的】

1. 了解蒲黄、松花粉原植物的识别要点。
2. 熟悉蒲黄、松花粉的临时制片法。
3. 掌握蒲黄、松花粉的性状鉴定要点及显微鉴定特征。

【仪器试剂】

仪器　生物显微镜、临时制片用具（解剖针、镊子、载玻片、盖玻片、吸水纸

等）、酒精灯。

试剂 蒸馏水、水合氯醛试液、稀甘油试液。

【实训材料】蒲黄、松花粉腊叶标本。

【实训内容】

1. 原植物鉴定

（1）观察水烛香蒲、东方香蒲腊叶标本或幻灯片，注意：①植株高大，地上茎直立，粗壮。②叶片较长，叶鞘抱茎。③雌花序粗大。④小坚果长椭圆形，种子深褐色。

（2）观察松、马尾松腊叶标本或幻灯片，注意：①常绿乔木。②一年生枝淡红褐色或淡灰色，无毛；二三年生枝苞片宿存，冬季红褐色，稍有树脂。树皮纵深裂或不规则鳞片状，少有浅裂成薄片剥落。③针叶2针一束，粗硬。④雄球花丛生于新枝基部，雌球花生于枝端。⑤球果卵圆形，宿存。

2. 性状鉴定

（1）观察蒲黄药材标本，注意以下特征：

①为黄色粉末。体轻，放入水中则漂浮水面。

②手捻有滑腻感，易附着手指上。

③气微，味淡。

（2）观察松花粉药材标本，注意以下特征：

①为淡黄色的细粉。体轻，易飞扬。

②手捻有滑润感。

③气微，味淡。

3. 显微鉴定

（1）制作蒲黄水装片，置于显微镜下观察：

花粉粒类圆形或椭圆形，表面有网状雕纹，周边轮廓线光滑，呈凸波状或齿轮状，单萌发孔，不甚明显（图4-4）。

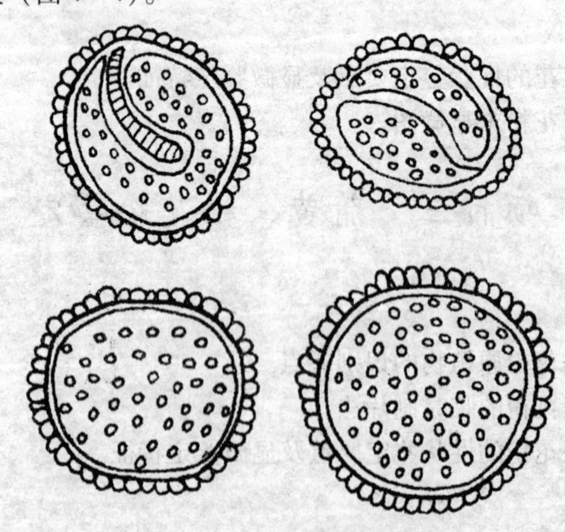

图4-4 蒲黄显微图

（2）制作松花粉水装片，置于显微镜下观察：

花粉粒椭圆形，表面光滑，两侧各有一膨大的气囊，气囊壁有明显的网状纹理，网眼多角形（图4－5）。

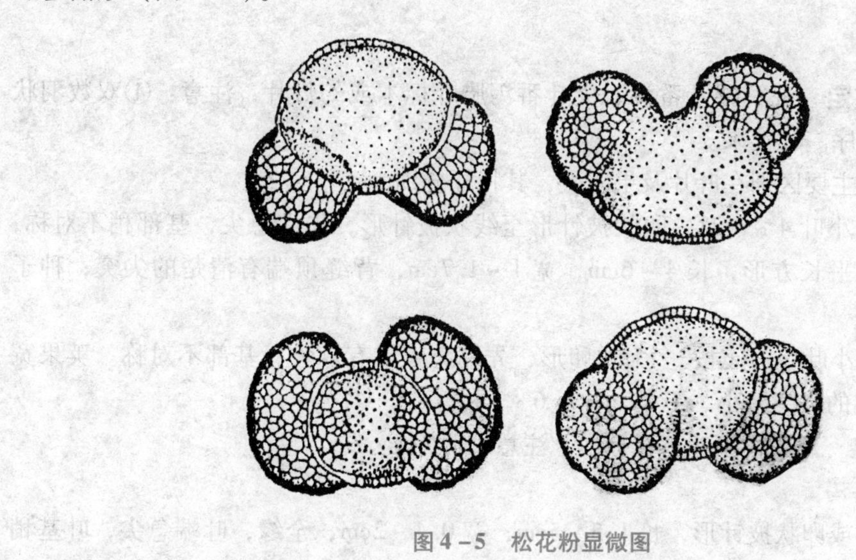

图4－5　松花粉显微图

【实训提示】蒲黄、松花粉均为花粉类药材，显微鉴定全为花粉粒，不应看到其他显微特征。

【课堂检测】

1. 说出蒲黄、松花粉的识别要点。
2. 说出蒲黄、松花粉显微区别？

【实训思考】蒲黄和松花粉中花粉粒的特征有什么不同？

【作业】

1. 记述蒲黄、松花粉的性状鉴定要点。
2. 绘出蒲黄、松花粉的粉末显微图。

项目四　番泻叶鉴定

【实训目的】

1. 了解番泻叶的原植物识别要点。
2. 熟悉番泻叶的理化鉴定方法及临时制片法。
3. 掌握番泻叶的性状鉴定要点及显微鉴定特征。

【仪器试剂】

仪器　生物显微镜、临时制片用具（解剖针、镊子、载玻片、盖玻片、吸水纸等）、酒精灯、白瓷板、锥形瓶、水浴锅、蒸发皿、过滤装置等。

试剂　蒸馏水、水合氯醛试液、稀甘油、10%氢氧化钠试液、盐酸、乙醚、无水硫酸钠、氨试液。

【实训材料】番泻叶腊叶标本、番泻叶药材标本、番泻叶横切面永久制片、番泻叶粉末。

【实训内容】

1. 原植物鉴定 观察狭叶番泻、尖叶番泻腊叶标本或幻灯片，注意：①双数羽状复叶。②总状花序。③荚果。

两种植物的主要区别在叶片及果实上，其特征分别为：

狭叶番泻 小叶4~8对，卵状披针形至线状披针形，先端急尖，基部稍不对称，有短柄。荚果扁平长方形，长4~6cm，宽1~1.7cm，背缝顶端有清楚的尖突；种子8枚。

尖叶番泻 小叶4~5对，多为长卵形，先端急尖或有棘尖，基部不对称。荚果宽2~2.5cm，先端的尖突微小、不显。种子6~7枚。

2. 性状鉴定 观察番泻叶药材标本，注意以下特征：

（1）狭叶番泻

①呈长卵形或卵状披针形，长1.5~5cm，宽0.4~2cm，全缘，叶端急尖，叶基稍不对称。

②上表面黄绿色，下表面浅黄绿色，无毛或近无毛，叶脉稍隆起，有加压打包所致的叶脉及叶片压叠线纹。

③革质，不易碎，商品药材多为完整叶片。

④气微而特异，味微苦，稍有黏性。

（2）尖叶番泻

①呈披针形或长卵形，长2~4cm，宽0.7~1.2cm，边缘略反卷，叶端短尖或微凸，叶基不对称。

②两面均有细短毛茸。

③无压叠线纹，质地较薄脆。

3. 显微鉴定

（1）组织构造 取番泻叶叶脉永久制片，置于显微镜下观察：①上表皮细胞中含黏液质；上下表皮均有气孔；非腺毛单细胞，壁厚，多疣状突起，基部稍弯曲。②叶肉组织为等面型，上下均有1列栅栏细胞；上面栅栏细胞较长；下面栅栏细胞较短。③海绵组织细胞中含有草酸钙簇晶。④主脉维管束外韧型，上下两侧均有微木化的纤维束，外有含草酸钙棱晶的薄壁细胞，形成晶纤维。⑤主脉上方有栅栏组织通过（图4-6）。

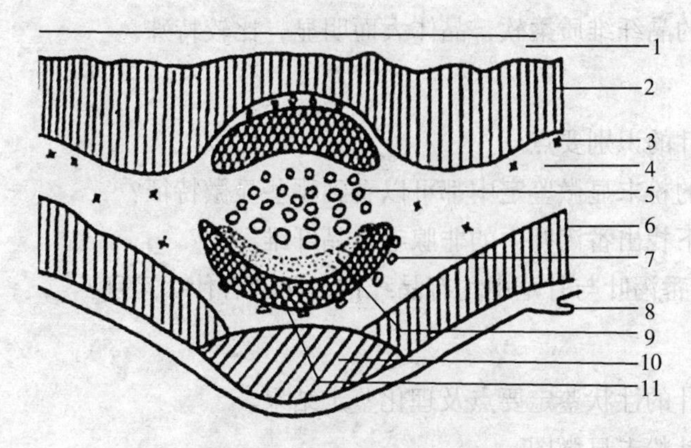

图4-6　番泻叶横切面简图

1. 表皮　2、6. 栅栏组织　3. 草酸钙簇晶　4. 海绵组织　5. 导管　7. 草酸钙棱晶　8. 非腺毛　9. 韧皮部　10. 厚角组织　11. 中柱鞘纤维

（2）粉末显微　制作番泻叶粉末水装片，置于显微镜下观察：

①上下表皮细胞表面观呈多角形，垂周壁平直；上下表皮均有气孔，主为平轴式，副卫细胞大多为2个，也有3个的。

②非腺毛单细胞，壁厚，有疣状突起，基部稍弯曲。

③晶纤维多，草酸钙方晶直径12～15μm（图4-7）。

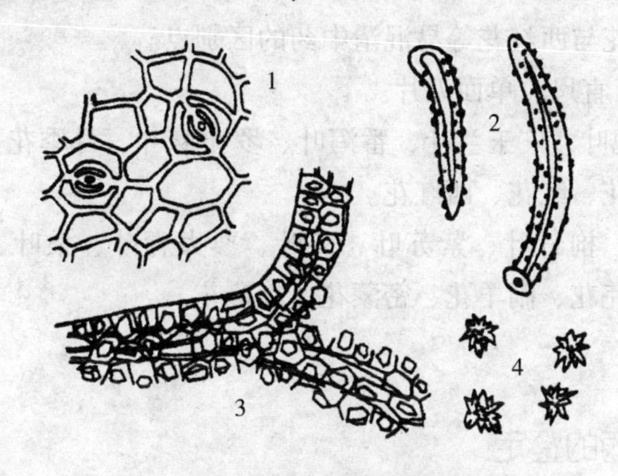

图4-7　番泻叶粉末图

1. 表皮细胞及气孔　2. 非腺毛　3. 晶纤维　4. 草酸钙簇晶

4. 理化鉴定

（1）检查羟基蒽醌衍生物类　粉末遇碱液显红色。

（2）检查蒽醌苷类　取本品粉末25mg，加水50mL及盐酸2mL，置水浴中加热15分钟，放冷，加乙醚40mL，振摇提取，分取醚层，通过无水硫酸钠层脱水，滤过，取滤液5mL，蒸干，放冷，加氨试液5mL，溶液显黄色或橙色，置水浴中加热2分钟后，变为紫红色。

【实训提示】

1. 番泻叶中的非腺毛表面有疣状突起，基部稍弯曲，而不同于其他非腺毛。

2. 番泻叶中的晶纤维质柔软，晶体大而明显，比较特殊。

【课堂检测】

1. 说出番泻叶的识别要点。
2. 在番泻叶的粉末显微鉴定中都可以看到哪些显微特征?
3. 在显微镜下找出番泻叶中的非腺毛及晶纤维。

【实训思考】番泻叶与甘草中均有晶纤维，两者有什么区别?

【作业】

1. 记述番泻叶的性状鉴定要点及理化鉴定结果。
2. 绘出番泻叶粉末显微图。

项目五 叶类、花类中药性状鉴定

【实训目的】

1. 熟悉侧柏叶、大青叶、枸骨叶、紫苏叶、艾叶、蓼大青叶、桑叶、辛夷、丁香、洋金花、款冬花、槐花、芫花、闹羊花、密蒙花、旋覆花等常见中药的性状鉴定要点。

2. 掌握枇杷叶与广玉兰叶、番泻叶与罗布麻叶、月季花与玫瑰花、菊花与野菊花、金银花与山银花、红花与西红花等易混淆中药的区别点。

【仪器】放大镜、直尺、单面刀片。

【实训材料】枇杷叶、广玉兰叶、番泻叶、罗布麻叶、月季花、玫瑰花、菊花、野菊花、金银花、山银花、红花、西红花。

侧柏叶、大青叶、枸骨叶、紫苏叶、艾叶、蓼大青叶、桑叶、辛夷、丁香、洋金花、款冬花、槐花、芫花、闹羊花、密蒙花、旋覆花。

【实训内容】

一、易混淆中药的鉴定

1. 枇杷叶与广玉兰叶的鉴定

枇杷叶性状鉴定要点：

①呈长椭圆形或倒卵形，长12～30cm，宽4～9cm。

②先端尖，基部楔形，上部边缘有疏锯齿，近基部全缘，上表面灰绿色、黄棕色，下表面密被黄色绒毛。

③革质而脆，易折断。

广玉兰叶性状鉴定要点：

①呈椭圆形或倒卵状长圆形，长10～20cm，宽4～10cm，全缘。

②上表面深绿色，有光泽；下表面淡绿色，密被锈色绒毛。

③叶厚革质。

实训提示：枇杷叶与广玉兰叶外形相似，均为革质。但枇杷叶边缘有疏锯齿，下表面密被黄色绒毛，而广玉兰叶边缘全缘，上表面灰绿色，有光泽，下表面浅黄色，密被锈色绒毛。

2. 番泻叶与罗布麻叶的鉴定

番泻叶性状鉴定要点

内容见模块四项目四番泻叶鉴定。

罗布麻叶性状鉴定要点：

①完整叶片呈椭圆状披针形或卵状披针形，淡绿色或灰绿色，先端有小芒尖，基部钝圆或楔形，对称，叶脉于下表面突起。

②质脆易碎。

③气微，味淡。

实训提示：两者外形相似，容易混淆，市场上曾经有用叶形小的罗布麻叶伪充番泻叶的情况。但番泻叶叶片较厚革质，叶基不对称，不易破碎，而罗布麻叶质脆易碎，叶基对称。

3. 月季花与玫瑰花的鉴定

月季花性状鉴定要点：

①呈类球形，直径1.5～2.5cm。花托长圆形，萼片5，暗绿色，花瓣呈覆瓦状排列，有的散落，长圆形，紫红色或淡紫红色；雄蕊多数，黄色。

②体轻，质脆。

③气清香，味淡、微苦。

玫瑰花性状鉴定要点：

①略呈半球形或不规则团块，直径0.7～1.5cm。花托半球形，萼片5，披针形，花瓣多皱缩，呈覆瓦状排列，紫红色，有的黄棕色；雄蕊多数，花柱多数。

②体轻，质脆。

③气芳香浓郁。味微苦涩。

实训提示：两者外形相似，容易混淆，但月季花蕾较大，花托长圆形，气清香，而玫瑰花较小，花托半球形，气芳香浓郁。

4. 菊花与野菊花的鉴定

菊花性状鉴定要点：

内容见模块四项目二菊花、红花鉴定。

野菊花性状鉴定要点：

①呈类球形，直径0.3～1cm，棕黄色。

②舌状花1轮，黄色至棕黄色，皱缩卷曲；管状花多数，深黄色。花心较大。

③气芳香，味苦。

实训提示：菊花呈圆锥形或扁球形，较大，舌状花数轮，花心较小；野菊花则呈类球形，较小，舌状花1轮，花心较大。

5. 金银花与山银花的鉴定

金银花性状鉴定要点：

内容见模块四项目一金银花鉴定。

山银花性状鉴定要点：

①花蕾呈细棒状，上粗下细，略弯曲或直，长1~3.4cm，直径1.5~2mm。

②质稍硬，手捏之稍有弹性。

③气清香，味微苦甘。

实训提示：金银花呈棒状，较饱满，密被短柔毛，质地柔韧，手摸软有弹性。而山银花较细，表面绒毛较少，手感较硬，花蕊上的绒毛比较少。

6. 红花与西红花的鉴定

红花性状鉴定要点：

内容见模块四项目二菊花、红花鉴定。

西红花性状鉴定要点：

①为柱头，呈线形，三分枝，暗红色，上部较宽，顶端边缘显不整齐的齿状，下端有时残留一小段黄色花柱。

②体轻，质松软。

③气特异，微有刺激性，味微苦。

④浸入水中，可见橙黄色直线下降，并逐渐扩散，水被染成金黄色，无沉淀。

实训提示：红花为不带子房的管状花，表面红黄色或红色，花冠先端5裂，裂片呈狭条形，雄蕊5，雌蕊1。而西红花为柱头，呈线形，三分枝，暗红色，浸入水中，可见橙黄色直线下降，水被染成黄色。

二、常见中药的性状鉴定

1. 侧柏叶 ①多分枝，小枝扁平。②叶细小鳞片状，先端钝，交互对生，贴伏于枝上，深绿色或黄绿色。③质脆，易折断。

2. 大青叶 ①多皱缩卷曲，有的破碎。②完整叶片展平后呈长椭圆形至长圆状倒披针形，长5~20cm，宽2~6cm；上表面暗灰绿色，有的可见色较深稍突起的小点；先端钝，全缘或微波状，基部狭窄下延至叶柄呈翼状。③质脆。

3. 枸骨叶 ①呈类长方形或矩圆状长方形，偶有长卵圆形。②先端具3枚较大的硬刺齿，顶端1枚常反曲，两侧有时各具刺齿1~3枚，边缘稍反卷。③上表面黄绿色或绿褐色，有光泽，下表面灰黄色或灰绿色。④革质，硬而厚。

4. 紫苏叶 ①叶片完整者展平后呈卵圆形，边缘具圆锯齿。②两面紫色或上表面绿色，下表面紫色，疏生灰白色毛，下表面有多数凹点状的腺鳞。③质脆。气清香，味微辛。

5. 艾叶　①叶片展平后呈卵状椭圆形，羽状深裂，裂片椭圆状披针形，边缘有不规则的粗锯齿。②上表面灰绿色或深黄绿色，下表面密生灰白色绒毛。③质柔软。气清香，味苦。

6. 蓼大青叶　①叶片呈椭圆形，蓝绿色或黑蓝色。②先端钝，基部渐狭，全缘。叶柄扁平，偶带膜质托叶鞘。③质脆。气微，味微涩而稍苦。

7. 桑叶　①叶片展平后呈卵形或宽卵形，心形，边缘有锯齿或钝锯齿。②上表面黄绿色或浅黄棕色，有的有小疣状突起；下表面颜色稍浅，叶脉突出，小脉网状，脉上被疏毛，脉基具簇毛。③质脆。气微，味淡、微苦涩。

8. 辛夷

（1）望春花　①呈长卵形，似毛笔头，基部常具短梗，梗上有类白色点状皮孔。②苞片外表面密被灰白色或灰绿色茸毛，内表面无毛。③花被片9，外轮花被片3，条形，约为内两轮长的1/4，呈萼片状，内两轮花被6，每轮3，轮状排列。除去花被，有雄蕊和雌蕊多数，呈螺旋状排列。

（2）玉兰　①基部枝梗较粗壮，皮孔浅棕色。②苞片外表面密被灰白色或灰绿色茸毛。③花被片9，内外轮同型。

（3）武当玉兰　①基部枝梗粗壮，皮孔红棕色。②苞片外表面密被淡黄色或淡黄绿色茸毛。③花被片10~12（15），内外轮无显著差异。

9. 丁香　①略呈研棒状。②花瓣4，覆瓦状抱合，萼筒圆柱状，略扁，红棕色或棕褐色，上部有4枚三角状的萼片，十字状分开。③质坚实，富油性。④气芳香浓烈，味辛辣，有麻舌感。

10. 洋金花　①多皱缩成条状。②花冠呈喇叭状，先端5浅裂，裂片有短尖，短尖下有明显的纵脉纹3条。③雄蕊5，花丝贴生于花冠筒内，长为花冠的3/4；雌蕊1，柱头棒状。

11. 款冬花　①呈长圆棒状，单生或2~3个基部连生。②上端较粗，下端渐细或带有短梗，外面被有多数鱼鳞状苞片。③体轻，撕开后可见白色茸毛。

12. 槐花　①花萼钟状，黄绿色，先端5浅裂；花瓣5，黄色或黄白色，1片较大，近圆形，先端微凹，其余4片长圆形。②雄蕊10，其中9个基部连合，花丝细长。③体轻。气微，味微苦。

13. 芫花　①常3~7朵簇生，单朵呈棒槌状，多弯曲。②花被筒表面淡紫色或灰绿色，密被短柔毛，先端4裂，裂片淡紫色或黄棕色。③质软。气微，味甘、微辛。

14. 闹羊花　①灰黄色至黄褐色，皱缩。②花萼5裂，花冠钟状，顶端卷折，5裂，花瓣宽卵形，先端钝或微凹。③雄蕊5，花丝卷曲，花药红棕色；雌蕊1，柱头有短茸毛。气微，味微麻。

15. 旋覆花　①呈扁球形或类球形，总苞由多数苞片组成，呈覆瓦状排列。②舌状花1列，黄色，先端3齿裂。③管状花多数，棕黄色，先端5齿裂。④体轻，易散碎。气微，味微苦。

【课堂检测】

1. 说出菊花与野菊花的区别点。
2. 说出红花与西红花的区别点。

【实训思考】

1. 在对叶类中药进行性状鉴定时，应从哪些方面进行观察？
2. 在对花类中药进行性状鉴定时，应从哪些方面进行观察？

【作业】

1. 简述番泻叶与罗布麻叶、菊花与野菊花、红花与西红花的区别点。
2. 记述枸骨叶、紫苏叶、艾叶、丁香、款冬花的性状鉴定要点。

模块五　果实种子类中药鉴定技能实训

项目一　五味子鉴定

【实训目的】

1. 了解五味子植物识别要点。
2. 熟悉五味子的理化鉴定方法及临时制片法。
3. 掌握五味子的性状鉴定要点及显微鉴定特征。

【仪器试剂】

仪器　生物显微镜、临时制片用具（解剖针、镊子、载玻片、盖玻片等）。

试剂　蒸馏水、水合氯醛试液、稀甲醇、稀甘油、95%乙醇、硫酸汞、高锰酸钾、活性炭、甲基红指示剂、氢氧化钠。

【实训材料】五味子腊叶标本、五味子药材标本、五味子果实永久制片、五味子粉末。

【实训内容】

1. 原植物鉴定　观察五味子植物腊叶标本或幻灯片，注意：①落叶木质藤本。②叶片广椭圆形或倒卵形，边缘有短小疏齿、互生或簇生。③花单性异株，单生或簇生于叶腋。④浆果球形，呈穗状聚合果。

2. 性状鉴定　观察五味子药材标本，注意以下特征：

①呈皱缩不规则的圆球形或扁球形。

②表面紫红色或暗红色，久置表面有“白霜”，果肉柔软。

③种子1～2粒，呈肾形，表面棕黄色，有光泽，种仁呈钩状，富有油性。

④果肉味酸，种子破碎后，有香气。

3. 显微鉴定

（1）组织构造　取五味子果实永久制片观察其横切面：①外果皮为1列方形或长方形细胞，外被角质层，散有油细胞。②中果皮薄壁细胞10余列，散有小型外韧型维管束；内果皮为1列小方形薄壁细胞。③种皮最外层为1列径向延长的石细胞，壁厚，纹孔及孔沟细密；内层为数列类圆形、三角形或多角形的石细胞，纹孔较大。④石细胞层下为数列薄壁细胞，种脊部位有维管束。⑤油细胞层为1列长方形细胞，含棕黄色油滴。⑥种皮内表皮为1列小细胞，壁稍厚。⑦胚乳细胞含脂肪油滴及糊粉粒。

（2）粉末显微　制作五味子粉末水装片，置于显微镜下观察：

①果皮表皮细胞表面观类多角形，垂周壁略呈连珠状增厚，表面有角质线纹，有的散有油细胞。

②种皮表皮石细胞，淡黄色或淡黄棕色，表面观呈多角形或长多角形，大小均匀，直径18～50μm，壁较厚，孔沟极细密。

③种皮内层石细胞较大呈多角形、类圆形或不规则形，直径约至83μm，最长可达160μm，壁相对较薄，纹孔较大，孔沟稍粗，胞腔明显。

④内胚乳细胞多角形，含脂肪油滴及糊粉粒。

⑤中果皮细胞皱缩，含暗棕色物，内有淀粉粒（图5-1）。

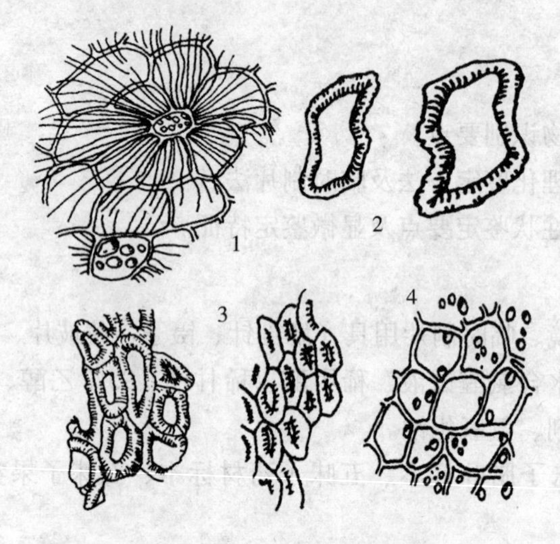

图5-1　五味子粉末图

1. 果皮碎片（示分泌细胞，角质层纹理）　2. 种皮内层石细胞
3. 种皮表皮石细胞　4. 胚乳细胞

4. 理化鉴定　将五味子压成饼，称取1g，加水10mL，时时振摇，浸10分钟，滤过，滤液浓缩至小体积，加五倍量95%乙醇，并强烈搅拌5分钟左右，滤过，滤液回收乙醇，加水稀释至10mL，加活性炭少许，振摇后滤过，得无色或浅粉红色澄明溶液。

（1）酸性试验　取上述溶液1mL，滴加甲基红指示剂1滴，溶液即变红色。

（2）检查还原性物质　取上述溶液1mL，加高锰酸钾试液1滴，紫色立即消退，溶液变浅橙黄色，放置1小时后，溶液渐渐变为无色。

（3）枸橼酸盐反应　取上述溶液2mL，加氢氧化钠试剂中和后，加硫酸汞试液1滴，加热至沸，加高锰酸钾试液1滴。紫色即消失，并发生白色沉淀。

【实训提示】五味子中的种皮表皮石细胞多见，正面观蜂窝状，较小，侧面观牙齿状，排列比较整齐，形状特殊，常作为显微鉴定特征。

【课堂检测】

1. 说出五味子的性状鉴定特征。

2. 在显微镜下找出五味子的种皮表皮石细胞、种皮内层石细胞。

【实训思考】五味子的种皮外层石细胞和种皮内层石细胞的主要区别是什么？

【作业】

1. 记述五味子的性状鉴定要点及理化鉴定结果。
2. 绘出五味子的粉末显微图。

项目二　山楂、苦杏仁、桃仁鉴定

【实训目的】

1. 了解山楂、苦杏仁和桃仁的原植物识别要点。
2. 熟悉苦杏仁的理化鉴定方法及临时制片法。
3. 掌握苦杏仁、桃仁性状鉴定特征及显微鉴定特征。

【仪器试剂】

仪器　生物显微镜、乳钵、临时制片用具（解剖针、镊子、载玻片、盖玻片等）、水浴锅。

试剂　蒸馏水、水合氯醛试液、三硝基苯酚试纸。

【实训材料】山里红、杏、桃的腊叶标本，山楂、苦杏仁、桃仁的药材标本，苦杏仁永久制片、苦杏仁粉末。

【实训内容】

1. 原植物鉴定

（1）观察山里红腊叶标本或幻灯片，注意：

①落叶乔木。

②单叶互生，叶片宽卵形，具2～4对羽状裂片。

③花白色，梨果球形。

（2）观察杏腊叶标本或幻灯片，注意：

①落叶乔木，树皮暗灰色。

②叶互生，叶端渐尖，叶基近心形，叶缘具细锯齿。

③花先于叶开放，核果球形。

（3）观察桃腊叶标本或幻灯片，注意：

①落叶乔木，树皮常有桃胶渗出。

②叶互生，叶片长披针形。

③花、叶同时展放，核果球形。

2. 性状鉴定

（1）观察山楂药材标本，注意以下特征：

①为圆形片，皱缩不平。

②外皮红色，具皱纹，有灰白色小斑点，果肉深黄色至浅棕色。

③中部横切片具5粒浅黄色果核，气微清香，味酸、微甜。

（2）观察苦杏仁药材标本，注意以下特征：

①呈扁心形。

②表面黄棕色至深棕色，一端尖，另端钝圆，肥厚，左右不对称，尖端一侧有短线形种脐，圆端合点处向上具多数深棕色的脉纹。

③种皮薄，子叶2，乳白色，富油性。

④气微，味苦（图5-2）。

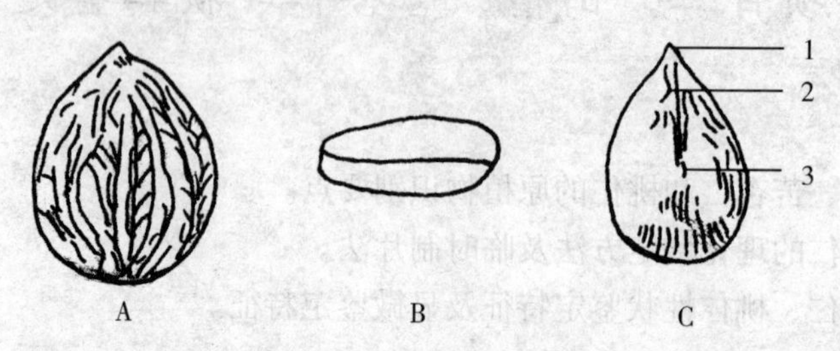

图5-2 苦杏仁药材图

A. 全形 B. 横断面 C. 纵剖面

1. 胚根 2. 胚芽 3. 子叶

（3）观察桃仁药材标本，注意以下特征：

①呈扁长卵形。

②表面黄棕色至红棕色，密布颗粒状突起。一端尖，中部膨大，另端钝圆稍偏斜，边缘较薄。

③尖端一侧有短线形种脐，圆端有颜色略深不甚明显的合点，自合点处散出多数纵向维管束。

④种皮薄，子叶2，类白色，富油性。气微，味微苦（图5-3）。

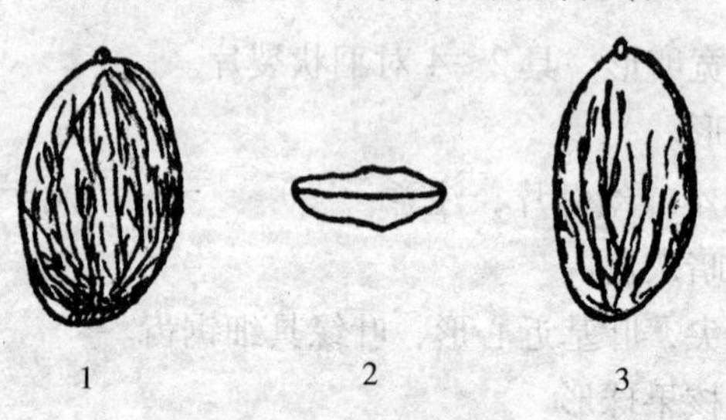

图5-3 桃仁药材图

1. 全形 2. 横断面 3. 去种皮桃仁

3. 显微鉴定

（1）组织构造 取苦杏仁种子永久制片，置于显微镜下观察，由外至内为：

①种皮表皮细胞1列，散有近圆形的橙黄色石细胞，常单个或3~5个成群，突出表皮外，埋于表皮的部分有大的纹孔。

②表皮下为多列薄壁细胞，有小形维管束。

③外胚乳为1列颓废细胞，内胚乳细胞含糊粉粒及脂肪油。

④子叶为多角形薄壁细胞，含糊粉粒及脂肪油（图5-4）。

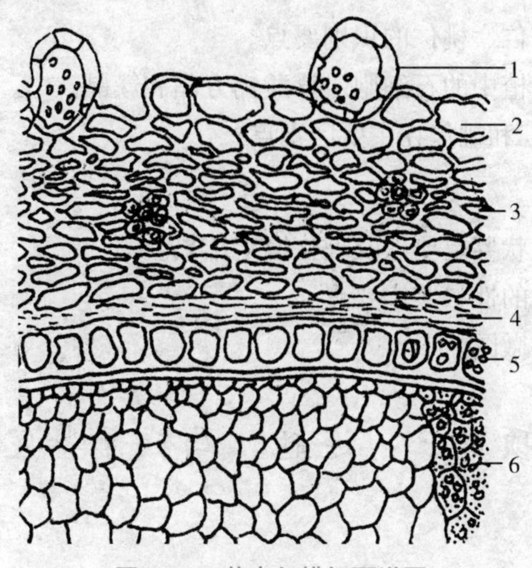

图5-4 苦杏仁横切面详图

1. 石细胞 2. 表皮 3. 薄壁细胞 4. 外胚乳 5. 内胚乳 6. 子叶细胞

（2）粉末显微 制作山楂粉末水装片，置于显微镜下观察：

①石细胞类圆形，壁厚，层纹明显，孔沟较密。

②草酸钙方晶和簇晶。

③纤维束上下层交错排列，长梭形，壁极厚（图5-5）。

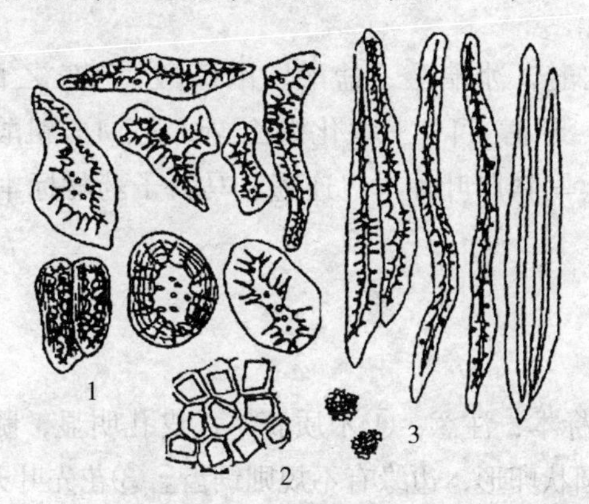

图5-5 山楂粉末图

1. 石细胞 2. 草酸钙方晶和簇晶 3. 纤维

4. 理化鉴定

（1）苦杏仁与水共研即产生苯甲醛样特殊香气。

（2）取苦杏仁数粒，捣碎，取约0.1g，置试管中，加水数滴湿润，试管中悬挂一条三硝基苯酚试纸，用软木塞塞紧，置40℃温水浴中，10分钟后，试纸显砖红色。

【实训提示】桃仁和苦杏仁在鉴别时注意：①看形状：苦杏仁正面呈“心脏形”，桃仁大致呈椭圆形。②看边缘：苦杏仁基部饱满，边缘较厚，而桃仁边缘较薄。③看子叶结合面：苦杏仁子叶结合面为“S”形，而桃仁为弯月形。

【课堂检测】

1. 说出山楂、苦杏仁、桃仁的识别要点。

2. 在显微镜下找山楂中的石细胞、草酸钙方晶和簇晶。

【实训思考】苦杏仁和桃仁在主要区别点?

【作业】

1. 记述苦杏仁的性状鉴定要点及理化鉴定结果。

2. 记述山楂、桃仁的性状鉴定要点。

3. 绘出山楂粉末显微图。

项目三　连翘、马钱子鉴定

【实训目的】

1. 了解连翘、马钱植物识别要点。

2. 熟悉连翘、马钱子的理化鉴定方法及临时制片法。

3. 掌握连翘、马钱子的性状鉴定要点及显微鉴定特征。

【仪器试剂】

仪器　生物显微镜、紫外光灯、临时制片用具（解剖针、镊子、载玻片、盖玻片等）、水浴锅。

试剂　蒸馏水、乙醚，冰醋酸、盐酸、浓硫酸、70% 乙醇、7% 盐酸羟胺甲醇、20% 氢氧化钾甲醇试液、甲醇、1% 三氯化铁乙醇试液、1% 钒酸铵硫酸试液、浓硝酸。

【实训材料】连翘、马钱腊叶标本；连翘、马钱子药材标本；连翘、马钱子永久制片；连翘、马钱子粉末。

【实训内容】

1. 原植物鉴定

（1）观察连翘腊叶标本，注意：①木质藤本，皮孔明显，髓中空。②单叶对生或三小叶丛生，卵形至长椭圆状卵形，边缘有不规则锯齿。③花先叶开放，腋生，金黄色，花冠钟状，上部 4 裂。④蒴果狭卵形，2 瓣裂，表面散生瘤点。⑤种子多数，棕色。

（2）观察马钱腊叶标本，注意：①叶对生，具柄；叶片广卵形或椭圆形，先端急尖或微凹，基部楔形，全缘，革质，有光泽。②聚伞花序花小，白色，近于无梗。③花萼先端 5 裂，花冠筒状，先端 5 裂，雄蕊 5，无花丝。④球形浆果。成熟时橙色，表面光滑。

2. 性状鉴定

（1）观察连翘药材标本，注意以下特征：

①呈长卵形至卵形，稍扁。

②表面有不规则的纵皱纹和多数突起的小斑点，两面各有 1 条明显的纵沟。

③青翘多不开裂，表面绿褐色，突起的灰白色小斑点较少。

④老翘自顶端开裂或裂成两瓣，表面黄棕色或红棕色，内表面多为浅黄棕色，平滑，种子棕色，多已脱落。

⑤气微香，味苦。

（2）观察马钱子药材标本，注意以下特征：

①呈纽扣状圆板形，常一面隆起，一面稍凹下。

②表面密被灰棕或灰绿色绢状茸毛，自中间向四周呈辐射状排列，有丝样光泽。

③边缘稍隆起，较厚，有突起的珠孔，底面中心有突起的圆点状种脐。

④质坚硬，平行剖面可见淡黄白色胚乳，角质状，子叶心形，叶脉5～7条。

⑤气微，味极苦（图5－6）。

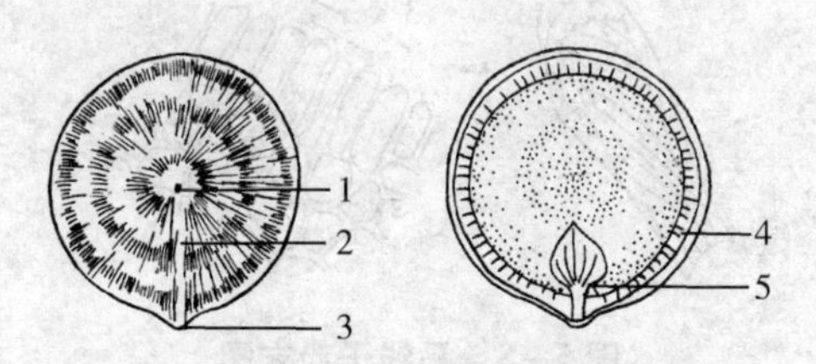

图5－6　马钱子外形及剖面图

1. 种脐　2. 隆起线纹　3. 珠孔　4. 胚乳　5. 胚

3. 显微鉴定

（1）制作连翘粉末水装片，置于显微镜下观察：

①纤维呈短梭状，稍弯曲或不规则状，壁不均匀增厚，具壁沟。

②石细胞甚多，长方形至多角形，有的三面壁较厚，一面壁较薄，层纹及纹孔明显。

③外果皮细胞表面观呈多角形，有不规则或网状角质纹理；断面观呈类方形，有角质层。

④中果皮细胞类圆形，壁略念珠状增厚（图5－7）。

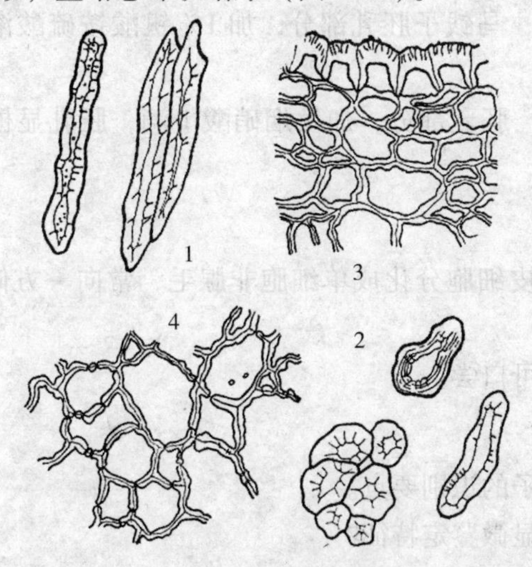

图5－7　连翘粉末图

1. 纤维　2. 石细胞　3. 外果皮细胞　4. 中果皮细胞

（2）制作马钱子粉末水装片，置于显微镜下观察：

①非腺毛单细胞，基部膨大似石细胞，壁极厚，多碎断，木化。

②胚乳细胞多角形，壁厚，内含脂肪油及糊粉粒（图5－8）。

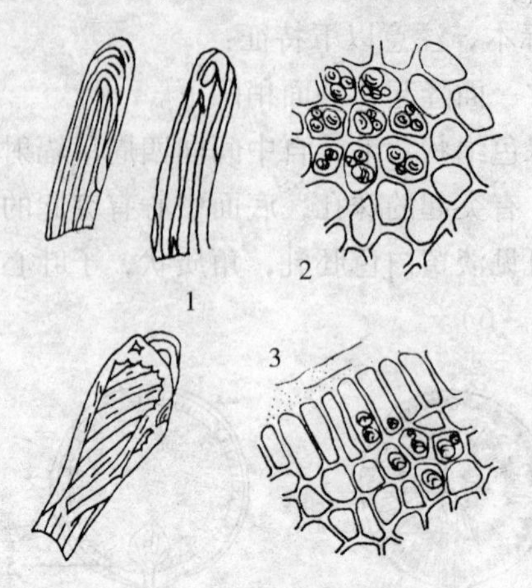

图5－8 马钱子粉末图

1. 非腺毛 2. 胚乳细胞 3. 色素层

4. 理化鉴定

（1）检查三萜皂苷 取连翘粉末1g，加70%乙醇10mL热浸，浸出液蒸干，残渣以1mL冰醋酸溶解后，倾入小试管，沿管壁加入硫酸1mL，两液层间出现紫红色环。

（2）检查香豆精 取连翘粉末0.5g，加乙醚5mL，振摇5分钟，滤过，滤液置小试管中，加7%盐酸羟胺甲醇溶液3滴，20%氢氧化钾甲醇溶液3滴，于水浴中微热2分钟，放冷，加1%盐酸，使呈微酸性，再加1%三氯化铁乙醇溶液2滴，呈紫红色。

（3）检查番木鳖碱 马钱子胚乳部分，加1%钒酸铵硫酸溶液1滴，胚乳显紫色（胚乳内层含量较多）。

（4）检查马钱子碱 胚乳部分，加发烟硝酸1滴，胚乳显橙红色（以胚乳外层含量较多）。

【实训提示】

1. 马钱子的种皮表皮细胞分化成单细胞非腺毛，常向一方倾斜，毛肋清晰，比较特殊，常作为识别要点。

2. 马钱子有毒，不可口尝。

【课堂检测】

1. 说出连翘、马钱子的识别要点。

2. 说出连翘的粉末显微鉴定特征？

3 在显微镜下找出马钱子中的单细胞非腺毛、胚乳细胞。

【实训思考】马钱子种子的胚乳加1%钒酸铵硫酸溶液是鉴定马钱子中的哪种成分？

滴加发烟硝酸是鉴定哪种成分？

【作业】

1. 记述连翘和马钱子的性状鉴定要点及理化鉴定结果。
2. 绘出连翘粉末显微图。
3. 绘出马钱子粉末显微图。

项目四　小茴香鉴定

【实训目的】

1. 了解茴香植物的识别要点。
2. 熟悉小茴香的理化鉴定方法及临时制片法。
3. 掌握小茴香的性状鉴定要点及显微鉴定特征。

【仪器试剂】

仪器　生物显微镜、临时制片用具（解剖针、镊子、载玻片、盖玻片等）、水浴锅。

试剂　蒸馏水、水合氯醛试液、乙醚、1%三氯化铁乙醇试液、20%氢氧化钾乙醇试液、7%盐酸羟胺甲醇试液、2，4-二硝基苯肼、稀盐酸。

【实训材料】茴香腊叶标本、小茴香药材标本、小茴香分果永久制片、小茴香粉末。

【实训内容】

1. 原植物鉴定　观察茴香植物腊叶标本或幻灯片，注意：①草本，全株被白粉，有强烈的香气。②茎直立，有棱，上部分枝。③叶互生，叶片3~4回羽状分裂，叶柄长，基部鞘状抱茎。④复伞形花序顶生。⑤双悬果，每分果有5条隆起的纵棱。

2. 性状鉴定　观察小茴香药材标本，注意以下特征：

①为双悬果，呈圆柱形。

②表面黄绿色或淡黄色，两端略尖，顶端残留有黄棕色突起的柱基。

③分果呈长椭圆形，背面有纵棱5条，接合面平坦而较宽。

④横切面略呈五边形，背面的四边约等长。

⑤有特异香气，味微甜、辛。

3. 显微鉴定

（1）组织构造　取小茴香分果永久制片，置于显微镜下观察，由外至内为：

①外果皮为1列扁平细胞，外被角质层。

②中果皮纵棱处有维管束，其周围有多数木化网纹细胞；背面纵棱间各有大的椭圆形棕色油管1个，接合面有油管2个，共6个。

③内果皮为1列扁平薄壁细胞，细胞长短不一。

④种皮细胞扁长，含棕色物。

⑤胚乳细胞多角形，含多数糊粉粒，每个糊粉粒中含有细小草酸钙簇晶（图5－9、图5－10）。

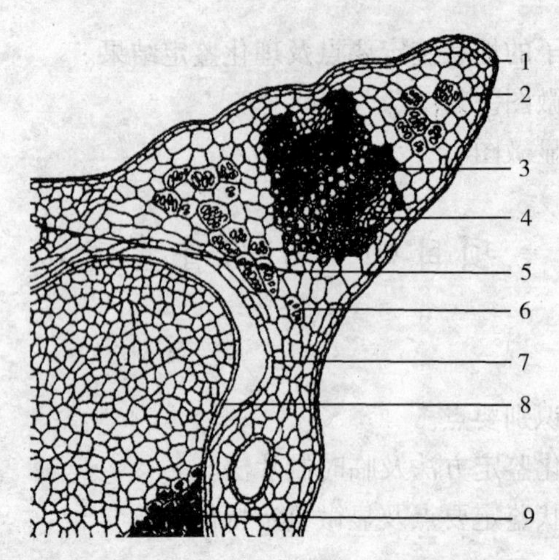

图5－9 小茴香横切面详图

1. 外果皮 2. 中果皮 3. 木质部 4. 韧皮部
5. 油管 6. 网纹细胞 7. 内果皮 8. 种皮 9. 内胚乳

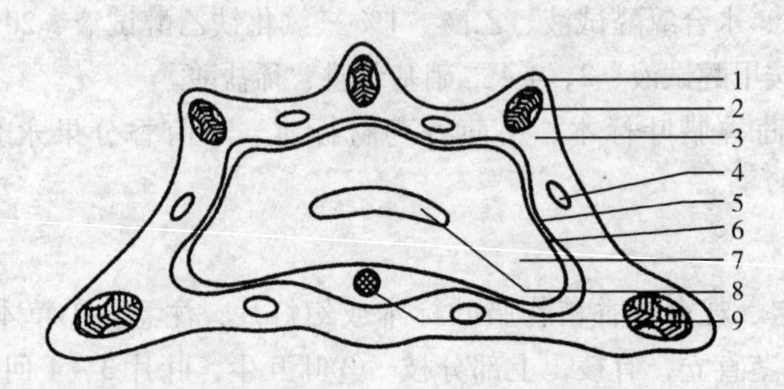

图5－10 小茴香横切面简图

1. 外果皮 2. 维管束柱 3. 中果皮 4. 油管
5. 内果皮 6. 种皮 7. 内胚乳 8. 胚 9. 种脊维管

（2）粉末显微 制作小茴香粉末水装片，置于显微镜下观察：

①网纹细胞类长方形或类圆形，壁厚，微木化，具网状壁孔。

②油管碎片黄棕色或深红棕色，常已破碎。分泌细胞多角形，含棕色分泌物。

③内胚乳细胞多角形，内含糊粉粒，每个糊粉粒中含细小簇晶1个。

④内果皮细胞为镶嵌状细胞，表面观狭长，壁非薄，常5～8个细胞为一组，以其长轴相互作不规则镶嵌排列。如图5－11所示。

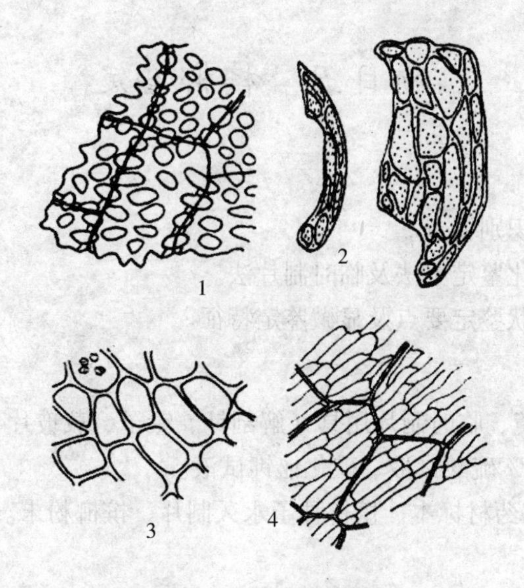

图5－11　小茴香粉末图

1. 木化网纹细胞　2. 油管碎片　3. 内胚乳细胞　4. 内果皮（镶嵌状细胞）

4. 理化鉴定

（1）检查香豆素　取小茴香粉末0.5g，加入乙醚适量，冷浸1小时，滤过，滤液浓缩至约1mL，加7%盐酸羟胺甲醇液2～3滴，20%氢氧化钾乙醇液3滴，在水浴上微热，冷却后，加稀盐酸调节pH值至3～4，再加1%三氯化铁乙醇溶液1～2滴，呈紫色。

（2）检查茴香脑　取小茴香粉末0.5g，加乙醚适量，冷浸1小时，滤过，滤液浓缩至约1mL，加0.4%2,4－二硝基苯肼，2mol/L盐酸溶液2～3滴，溶液显橘红色。

【实训提示】

1. 小茴香为双悬果，性状鉴定及切片时，要选用分果。

2. 显微鉴定时，镶嵌状细胞比较特殊，但分布较少；油管在粉碎过程中多已破碎，完整者很难见到。

【课堂检测】

1. 说出小茴香的识别要点。

2. 在显微镜下找出小茴香中的网纹细胞、油管碎片等显微特征。

【实训思考】一个完整的果实由哪几部分组成？小茴香的横切面组织构造中都可以找到哪几部分？

【作业】

1. 记述小茴香的性状鉴定要点及理化鉴定结果。

2. 绘出小茴香粉末显微图。

项目五　槟榔鉴定

【实训目的】

1. 了解槟榔植物识别要点。

2. 熟悉槟榔的理化鉴定方法及临时制片法。

3. 掌握槟榔的性状鉴定要点及显微鉴定特征。

【仪器】

仪器　生物显微镜、临时制片用具（解剖针、镊子、载玻片、盖玻片等）。

试剂　蒸馏水、5%硫酸试液、碘化铋钾试液。

【实训材料】槟榔药材标本、槟榔种子永久制片、槟榔粉末。

【实训内容】

1. 原植物鉴定　观察槟榔幻灯片，注意：①常绿乔木，茎单一，直立。②羽状复叶。肉穗花序生于最下一叶的叶束下，多分枝，排成圆锥状，基部有黄绿色佛焰苞状大苞片。③坚果卵圆形或长圆形，中果皮厚，纤维质，内含种子1枚。

2. 性状鉴定　观察槟榔药材标本，注意以下特征：

①呈扁球形或圆锥形。

②表面淡黄棕色或淡红棕色，具稍凹下的网状沟纹，底部中心有圆形凹陷的珠孔，其旁有1明显疤痕状种脐。

③质坚硬，不易破碎，断面可见棕色种皮与白色胚乳相间的大理石样花纹。气微，味涩、微苦。

3. 显微鉴定

（1）组织构造　取槟榔种子永久制片，置于显微镜下观察，由外至内为：

①种皮组织分内、外层，外层为数列切向延长的扁平石细胞，内含红棕色物，石细胞大小不一；内层为数列薄壁细胞，含棕红色物，并散有少数维管束。

②外胚乳较狭窄，内含黑棕色物。种皮内层与外胚乳的折合层常不规则地插入到乳白色内胚乳中，形成错入组织（图5－12）。

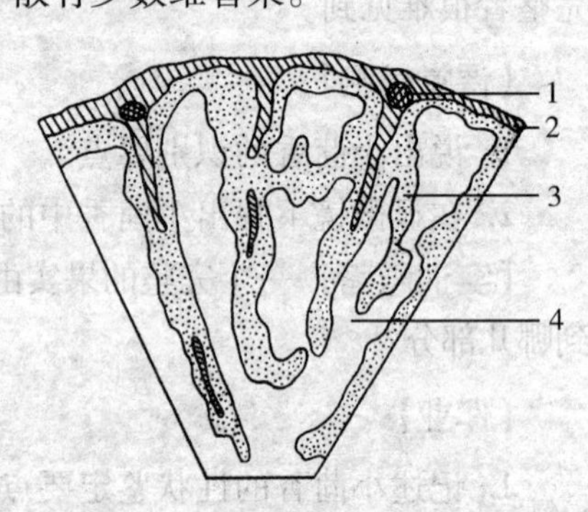

图5－12　槟榔横切面简图

1. 种皮维管束　2. 种皮
3. 外胚乳　4. 内胚乳

（2）粉末显微　制作槟榔粉末水装片，置于显微镜下观察：

①内胚乳细胞白色，多角形，壁厚，纹孔大。

②种皮石细胞形状、大小不一，常有细胞间隙。

③外胚乳细胞长方形、类多角形，内含红棕色或深棕色物（图5－13）。

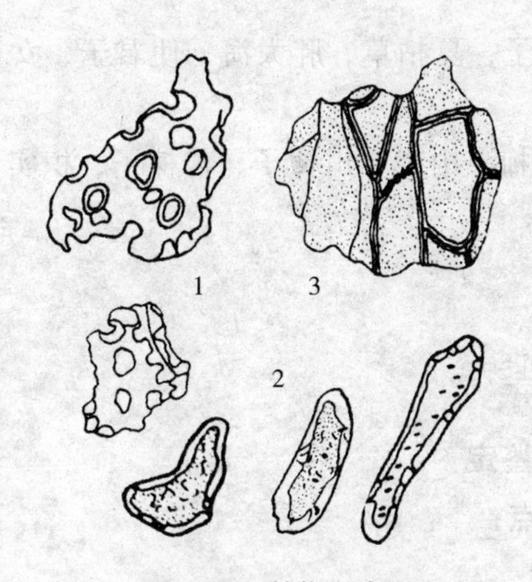

图5－13　槟榔粉末图

1. 内胚乳细胞　2. 种皮石细胞　3. 外胚乳细胞

4. 理化鉴定

检查槟榔碱　取槟榔粉末0.5g，加水3～4mL，再加5%的硫酸液1滴，微热数分钟，滤过。取滤液1滴于玻片上，加碘化铋钾试液1滴，即显混浊，放置后置于显微镜下观察，有石榴红色球晶或方晶产生。

【实训提示】槟榔内胚乳细胞表面有圆形纹孔，石细胞内含红棕色或深棕色物，以上两点比较特殊，不同于其他显微特征。

【课堂检测】

1. 说出槟榔的识别要点。

2. 在显微镜下找出槟榔中的内胚乳细胞、种皮石细胞、外胚乳细胞。

【实训思考】槟榔种子中的错入组织是如何形成的？

【作业】

1. 记述槟榔的性状鉴定要点及理化鉴定结果。

2. 绘出槟榔粉末显微图。

项目六　果实种子类中药性状鉴定

【实训目的】

1. 熟悉火麻仁、马兜铃、木瓜、金樱子、沙苑子、决明子、酸枣仁、山茱萸、牵牛子、枸杞子、栀子、夏枯草、胖大海、使君子、女贞子、瓜蒌、牛蒡子、薏苡仁等常见中药的性状鉴定要点。

2. 掌握王不留行与芥子，乌梅与山杏，川楝子与苦楝子，枳实与枳壳，陈皮与青皮，豆蔻与草豆蔻，砂仁与草果等易混淆中药的区别点。

【仪器】放大镜、直尺、单面刀片。

【实训材料】火麻仁、马兜铃、木瓜、金樱子、沙苑子、决明子、酸枣仁、山茱萸、牵牛子、枸杞子、栀子、夏枯草、胖大海、使君子、女贞子、瓜蒌、牛蒡子、薏苡仁。

王不留行、芥子、乌梅、山杏、川楝子、苦楝子、枳实、枳壳、陈皮、青皮、豆蔻、草豆蔻、砂仁、草果。

【实训内容】

一、易混淆中药的鉴定

1. 王不留行与芥子的鉴定

王不留行性状鉴定要点：

①球形。

②表面黑色并有细密颗粒状突起，一侧有1凹陷纵沟。

③质硬，胚乳白色，胚弯曲成环，子叶2。

④气微，味微涩、苦。

芥子性状鉴定要点：

①球形。

②表面灰白色至淡黄色，具细微的网纹，有明显的点状种脐。

③种皮薄而脆，破开后内有白色折叠的子叶，有油性。

④气微，味辛辣。

实训提示：两者均为圆球形，较小。但王不留行表面黑色并有细密颗粒状突起，炒后爆裂，而芥子表面灰白色，光滑，具细微的网纹。

2. 乌梅与山杏的鉴定

乌梅性状鉴定要点：

①呈类球形或扁球形。

②表面乌黑色或棕黑色，皱缩不平，基部有圆形果梗痕。

③果核坚硬，椭圆形，棕黄色，表面凹点；种子扁卵形，淡黄色。

④味极酸。

山杏性状鉴定要点：

①呈类扁球形或椭圆球形。

②表面灰棕色或棕褐色，皱缩不平，被有毛茸，一端有一小突尖，另一端常见残留果梗或呈洞状。

③果核扁圆形，表面浅黄色或黄棕色，具细网状皱纹及沟状边缘，腹、背棱明显，内含种子一枚。

④果肉味酸。

实训提示：山杏未成熟果实与乌梅极为相似，为乌梅伪品。但乌梅果核椭圆形，棕黄色，表面具多数凹点；山杏果核扁圆形，表面呈细网状，边缘锋利。

3. 川楝子与苦楝子的鉴定

川楝子性状鉴定要点：

①类球形。

②表面黄色至棕黄色，具深棕色小点。果皮革质，与果肉间常有空隙，遇水润湿显黏性。

③果核类球形或卵圆形，木质坚硬，表面有6~8条纵棱，内有黑棕色长圆形种子6~8枚。

④种仁乳白色，富油性。

苦楝子性状鉴定要点：

①呈椭圆形。

②表面黄棕色，具光泽，多皱缩，有多数棕色小点。

③果皮革质，易剥离。

④果肉较松软，淡黄色，遇水浸润显黏性。

⑤果核长椭圆形，具5~6条纵棱，内含种子4~6枚。

⑥种子扁棱形，紫红色，皮薄，内有子叶两片，黄白色，富油性。

实训提示：两者非常相似，容易混淆。但川楝子果实大，呈球形，果核有6~8条纵棱，而苦楝子果实小，呈椭圆形，果核长椭圆形，具4~6条纵棱。

4. 枳实与枳壳的鉴定

枳实性状鉴定要点：

①呈球形，少数大者切成呈半球形。

②外果皮黑绿色或暗棕绿色，具颗粒状突起和皱纹，有明显的花柱残迹或果梗痕。

③切面中果皮略隆起，黄白色或黄褐色，边缘有1~2列油室，瓤囊棕褐色。

④气清香，味苦、微酸。

枳壳性状鉴定要点：

①呈半球形。

②外果皮棕褐色至褐色，有颗粒状突起，突起的顶端有凹点状油室；有明显的花柱残迹或果梗痕。

③切面中果皮黄白色，光滑而稍隆起，边缘散有1~2列油室，瓤囊7~12瓣，呈棕色至棕褐色，内藏种子。

④气清香，味苦、微酸。

实训提示：枳实为自行脱落的幼果，果实较小，干燥者多为完整果实（少数大者切成半球形），而枳壳为未成熟果实，较大，切开晒干，呈半球形。

5. 陈皮与青皮的鉴定

陈皮性状鉴定要点：

①常剥成数瓣，基部相连，有的呈不规则的片状。

②外表面橙红色或红棕色，有细皱纹和凹下的点状油室；内表面浅黄白色，粗糙，

附黄白色或黄棕色筋络状维管束。

③质稍硬而脆。

④气香，味辛、苦。

青皮性状鉴定要点：

①个青皮呈类球形。四花青皮呈4裂片。

②表面灰绿色或黑绿色，微粗糙，有细密凹下的油室，顶端有稍突起的柱基，基部有圆形果梗痕。

③质硬，断面果皮黄白色或淡黄棕色，外缘有油室1~2列。

④气清香，味酸、苦、辛。

实训提示：陈皮、青皮源于一物，陈皮为成熟果实的果皮，表面橙红色或红棕色，青皮为未成熟果实或青色果皮，表面多黑绿色。

6. 豆蔻与草豆蔻的鉴定

豆蔻性状鉴定要点：

①呈类球形。

②表面黄白色至淡黄棕色，有3条较深的纵向槽纹，顶端有突起的柱基，基部有凹下的果柄痕，两端均具浅棕色绒毛。

③果皮体轻，质脆，易纵向裂开，内分3室，每室含种子约10粒。种子呈不规则多面体，背面略隆起，直径3~4mm，表面暗棕色，有皱纹，并被有残留的假种皮。

④气芳香，味辛凉略似樟脑。

草豆蔻性状鉴定要点：

①为类球形的种子团。

②表面灰褐色，中间有黄白色的隔膜，将种子团分成3瓣，每瓣有种子多数，粘连紧密，种子团略光滑。

③种子为卵圆状多面体，外被淡棕色膜质假种皮，种脊为一条纵沟，一端有种脐。质硬，将种子沿种脊纵剖两瓣，纵断面观呈斜心形，种皮沿种脊向内伸入部分约占整个表面积的1/2。胚乳灰白色。

④气香，味辛，微苦。

实训提示：豆蔻的药用部位是果实，外有果皮，种子瘦瘪；草豆蔻的药用部位是种子团，类球形，种子饱满。

7. 砂仁与草果的鉴定

砂仁性状鉴定要点：

①呈椭圆形或卵圆形，有不明显的三棱。

②表面棕褐色，密生刺状突起，果皮薄而软。

③种子团分成3瓣，每瓣有种子5~26粒。

④种子为不规则多面体，表面棕红色或暗褐色，有细皱纹。

⑤气芳香而浓烈，味辛凉、微苦。

草果性状鉴定要点：

①呈长椭圆形，具三钝棱。

②表面灰棕色至红棕色，具纵沟及棱线。

③果皮质坚韧，易纵向撕裂。

④种子团分成3瓣，每瓣种子多为8～11粒。

⑤种子呈圆锥状多面体，表面红棕色，外被灰白色膜质的假种皮。

⑥有特异香气，味辛、微苦。

实训提示：两者均为椭圆形，具三钝棱。但砂仁表面密生刺状突起，果皮薄而软，而草果表面有纵沟及棱线，果皮较厚，易纵向撕裂。

二、常见中药的性状鉴定

1. 火麻仁　①呈卵圆形。②表面灰绿色或灰黄色，有微细的白色或棕色网纹，两边有棱，顶端略尖，基部有1圆形果梗痕。③果皮薄而脆，易破碎。④种皮绿色，子叶2枚，乳白色，富油性。

2. 马兜铃　①呈卵圆形。②表面黄绿色、灰绿色或棕褐色，有纵棱线12条，由棱线分出多数横向平行的细脉纹。③果皮轻而脆，易裂为6瓣，果梗也分裂为6条。④果实分6室，每室种子多数，种子钝三角形或扇形，边缘有翅。

3. 木瓜　①长圆形，多纵剖成两半。②外表面紫红色或红棕色，有不规则的深皱纹，剖面边缘向内卷曲，果肉红棕色，种子扁长三角形，多脱落。③质坚硬，气微清香，味酸。

4. 金樱子　①为花托发育而成的假果，呈倒卵形。②表面红黄色或红棕色，有突起的棕色小点，系毛刺脱落后的残基。③顶端有盘状花萼残基，中央有黄色柱基，下部渐尖。④质硬。切开后，花托壁厚1～2mm，内有多数坚硬的小瘦果，内壁及瘦果均有淡黄色绒毛。

5. 沙苑子　①呈肾形而稍扁。②表面光滑，褐绿色或灰褐色，边缘一侧微凹处具圆形种脐。③质坚硬，不易破碎。④子叶2，淡黄色，胚根弯曲。嚼之有豆腥味。

6. 决明子　①呈菱方形或短圆柱形，两端平行倾斜。②表面绿棕色或暗棕色，平滑有光泽。③一端较平坦，另一端斜尖，背腹面各有1条突起的棱线，棱线两侧各有1条斜向对称而色较浅的线性凹纹。④质坚硬，不易破碎。种皮薄，子叶2，呈“S”形折曲并重叠。

7. 酸枣仁　①呈扁圆形或扁椭圆形。②表面紫红色或紫褐色，平滑有光泽，有的有裂纹。③一面较平坦，中间有1条隆起的纵皱纹。④种皮较脆，胚乳白色，浅黄色，富油性。

8. 山茱萸　①呈不规则的片状或囊状。②表面紫红色至紫黑色，皱缩，有光泽。③顶端有的有圆形宿萼痕，基部有果梗痕。④质柔软。

9. 牵牛子　①似橘瓣状。②表面灰黑色或淡黄白色，背面有一条浅纵沟。③质硬，横切面可见淡黄色或黄绿色皱缩折叠的子叶，微显油性。④气微，味辛、苦，有麻感。

10. 枸杞子 ①呈类纺锤形或椭圆形。②表面红色或暗红色，顶端有小突起状的花柱痕，基部有白色的果梗痕。③果皮柔韧，皱缩，果肉肉质，柔润。④种子20～50粒，类肾形，扁而翘，表面浅黄色或棕黄色。

11. 栀子 ①呈长卵圆形或椭圆形。②表面红黄色或棕红色，具6条翅状纵棱，棱间常有1条明显的纵脉纹，并有分枝。③顶端残存萼片。④果皮薄而脆，略有光泽，内表面色较浅，有光泽，具2～3条隆起的假隔膜。⑤种子多数，扁卵圆形，集结成团，深红色或红黄色，表面密具细小疣状突起。

12. 夏枯草 ①呈圆柱形，略扁，淡棕色至棕红色。②全穗由数轮至10数轮宿萼与苞片组成，每轮有对生苞片2片，呈扇形。③每一苞片内有花3朵，花冠多已脱落，宿萼二唇形，内有小坚果4枚，卵圆形。

13. 胖大海 ①呈纺锤形或椭圆形。②先端钝圆，基部略尖而歪，具浅色的圆形种脐。③表面棕色或暗棕色，微有光泽，具不规则的干缩皱纹。④外层种皮极薄，质脆，易脱落。⑤中层种皮较厚，黑褐色，质松易碎，遇水膨胀成海绵状。⑥内层种皮稍革质，内有2片肥厚胚乳；子叶2枚，菲薄。

14. 使君子 ①呈椭圆形或卵圆形，具5条纵棱。②表面黑褐色至紫黑色，平滑，微具光泽。③质坚硬，横切面多呈五角星形，棱角处壳较厚，中间呈类圆形空腔。④种子长椭圆形或纺锤形，表面棕褐色或黑褐色，子叶2，黄白色，有油性，断面有裂隙。

15. 女贞子 ①呈卵形、椭圆形或肾形。②表面黑紫色或灰黑色，皱缩不平。③体轻。④外果皮薄，中果皮较松软，易剥离，内果皮木质，黄棕色，具纵棱，通常具种子1粒，肾形，紫黑色，油性。

16. 瓜蒌 ①呈类球形或宽椭圆形。②表面橙红色或橙黄色，皱缩或较光滑。③质脆，内表面黄白色，有红黄色丝络，果瓤橙黄色，黏稠，与多数种子黏结成团。④具焦糖气。

17. 牛蒡子 ①呈长倒卵形，略扁，稍弯曲。②表面灰褐色，带紫黑色斑点，有数条纵棱。③顶端钝圆，稍宽，顶面有圆环，基部略窄。④果皮较硬，子叶2，淡黄白色，富油性。

18. 薏苡仁 ①呈宽卵形或长椭圆形。②表面乳白色，光滑。③一端钝圆，另一端较宽而微凹，有1淡棕色点状种脐；背面圆凸，腹面有1条较宽而深的纵沟。④质坚实，断面白色，粉性。

【实训思考】

1. 果实由哪几部分组成？

2. 在对果实类中药进行性状鉴定时，常从哪些方面进行观察？

【课堂检测】

1. 说出王不留行与芥子的区别点。

2. 说出乌梅与山杏的区别点。
3. 说出砂仁与草果的区别点。

【作业】

1. 记述马兜铃、酸枣仁的性状鉴定特征。
2. 简述乌梅与山杏、枳实与枳壳、砂仁与草果的区别点。

模块六　全草类中药鉴定技能实训

项目一　麻黄鉴定

【实训目的】

1. 了解麻黄原植物的识别要点。

2. 熟悉麻黄的理化鉴定方法及临时制片法。

3. 掌握麻黄的性状鉴定要点及显微鉴定特征。

【仪器试剂】

仪器　生物显微镜、微量升华装置、紫外灯、酒精灯、临时制片用具（解剖针、镊子、载玻片、盖玻片、吸水纸等）。

试剂　蒸馏水、水合氯醛试液、稀甘油试液、稀盐酸、氨试液、三氯甲烷、氨制氯化铜试液、二硫化碳。

【实训材料】麻黄腊叶标本、麻黄药材标本、麻黄茎永久制片、麻黄粉末。

【实训内容】

1. 原植物鉴定　观察麻黄原植物腊叶标本或幻灯片，注意：膜质鳞叶分裂数目；茎高；茎分枝多少。

三种麻黄的主要区别在膜质鳞叶分裂数目：

①草麻黄：膜质鳞叶鞘状，上部2裂（稀3裂），裂片锐三角形，反曲。

②中麻黄：膜质鳞叶鞘状，上部3裂（稀2裂），裂片钝三角形或三角形，上部1/3分裂。

③木贼麻黄：膜质鳞叶鞘状，上部2裂，裂片钝三角形，上部1/4分裂，不反曲。

2. 性状鉴定　观察草麻黄药材标本，注意以下特征：

①呈细长圆柱形，直径1～2mm。

②表面淡绿色至黄绿色，有细纵脊线，触之微有粗糙感。

③节明显，节间长2～6cm，节上有膜质鳞叶。

④断面略呈纤维性，周边绿黄色，髓部红棕色，近圆形（图6-1）。

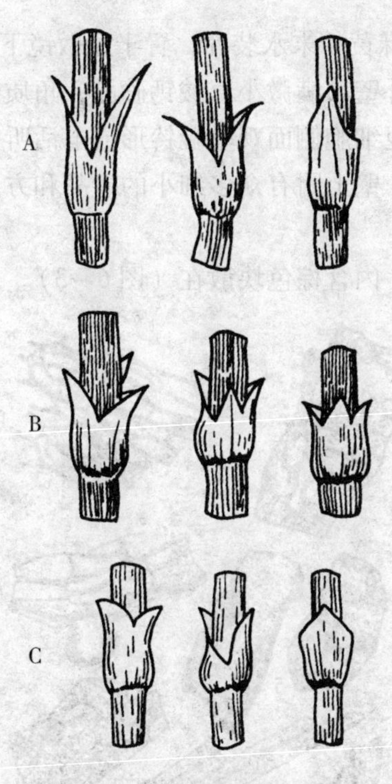

图6－1　麻黄药材图

A. 草麻黄　B. 中麻黄　C. 木贼麻黄

3. 显微鉴定

（1）组织构造　取草麻黄茎永久制片，置于显微镜下观察：①表皮细胞外被厚的角质层；脊线较密，有蜡质疣状突起，两脊线间有下陷气孔。②下皮纤维束位于脊线处，壁厚，非木化。③皮层较宽，纤维成束散在。中柱鞘纤维束新月形。④维管束外韧型，8～10个。形成层环类圆形。木质部呈三角状。⑤髓部薄壁细胞含棕色块；偶有环髓纤维。⑥表皮细胞外壁、皮层薄壁细胞及纤维均有多数微小草酸钙砂晶或方晶（图6－2）。

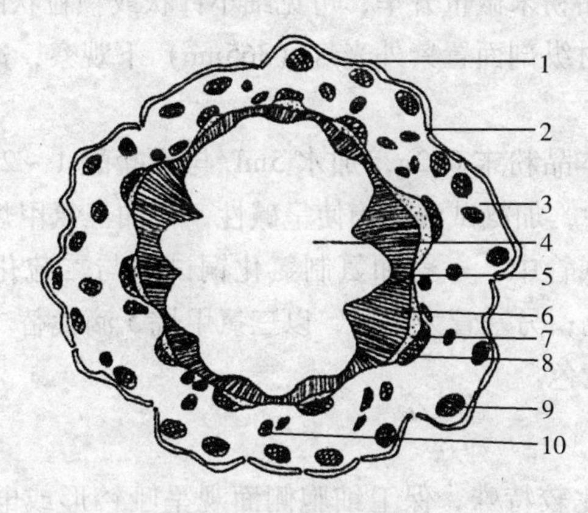

图6－2　草麻黄茎横切面简图

1. 表皮　2. 气孔　3. 皮层　4. 髓部　5. 形成层　6. 木质部
7. 韧皮部　8. 中柱鞘纤维　9. 下皮纤维　10. 皮层纤维

（2）粉末显微　制作草麻黄粉末水装片，置于显微镜下观察：

①表皮细胞类长方形，外壁布满微小草酸钙砂晶，角质层极厚，呈脊状突起。

②气孔特异，内陷，保卫细胞侧面观呈哑铃形或电话听筒形。

③皮层纤维狭长，壁厚，壁上附有众多细小的砂晶和方晶，形成嵌晶纤维。

④螺纹、具缘纹孔导管。

⑤髓部薄壁细胞壁增厚，内含棕色块散在（图6－3）。

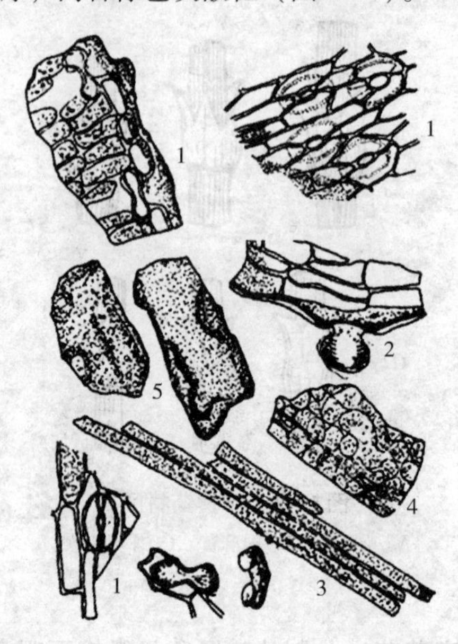

图6－3　麻黄（草麻黄）粉末图

1. 表皮细胞及气孔　2. 角质层突起　3. 纤维上附小晶体
4. 皮层薄壁细胞　5. 棕色块

4. 理化鉴定

（1）微量升华　本品粉末微量升华，可见细小针状或颗粒状的结晶。

（2）荧光试验　药材纵剖面置紫外光灯（365nm）下观察，边缘显亮白色荧光，中心显亮棕色荧光。

（3）化学定性　取本品粉末0.2g，加水5mL与稀盐酸1～2滴，煮沸2～3分钟，滤过。滤液置分液漏斗中，加氨试液数滴使呈碱性，再加三氯甲烷5mL，振摇提取。分取三氯甲烷液，置两支试管中，一管加氨制氯化铜试液与二硫化碳各5滴，振摇，静置，三氯甲烷层显深黄色；另一管为空白，以三氯甲烷5滴代替二硫化碳5滴，振摇后三氯甲烷层无色或显微黄色。

【实训提示】

1. 草麻黄中的气孔比较特殊，保卫细胞侧面观呈哑铃形或电话听筒形，常作为麻黄显微鉴定要点。

2. 韧皮纤维上附有众多细小的砂晶和方晶，形成嵌晶纤维，不同于其他纤维。

【课堂检测】

1. 说出草麻黄的识别要点。

2. 在草麻黄的粉末显微鉴定中都可以看到哪些显微特征？

3. 在显微镜下找出草麻黄中的气孔、嵌晶纤维及导管。

【实训思考】如何从性状及显微构造上区别三种麻黄？

【作业】

1. 记述草麻黄的性状鉴定要点及理化鉴定方法。

2. 绘出草麻黄粉末显微图。

项目二 金钱草鉴定

【实训目的】

1. 了解过路黄的识别要点。

2. 掌握金钱草的性状鉴定要点及显微鉴定特征。

【仪器试剂】

仪器 生物显微镜、临时制片用具（解剖针、镊子、载玻片、盖玻片、吸水纸等）、酒精灯。

试剂 蒸馏水、水合氯醛试液、稀甘油试液。

【实训材料】过路黄腊叶标本、金钱草药材标本、金钱草茎永久制片、金钱草粉末。

【实训内容】

1. 原植物鉴定 观察过路黄植物腊叶标本或幻灯片，注意：①茎细长，绿色或带紫红色，匍匐地面生长。②单叶对生，叶片心脏形或宽卵形；鲜时透光，可见密布透明腺条，干时变为紫黑色。③花单生于叶腋，花冠黄色。④蒴果球形。

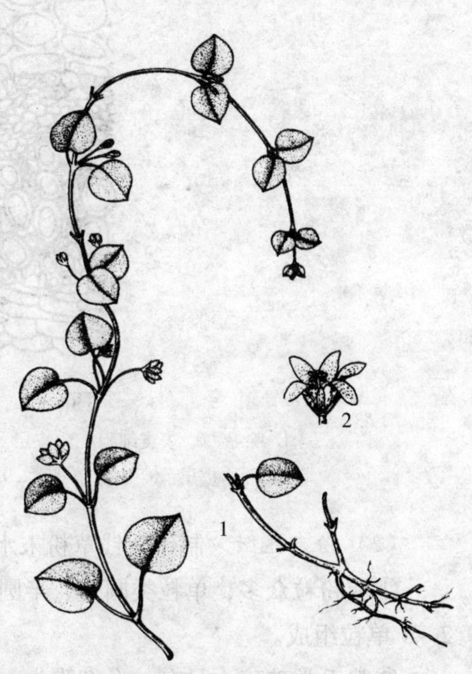

图6-4 过路黄植物图

1. 植株 2. 花

2. 性状鉴定 观察金钱草药材标本，注意以下特征：

①常缠结成团，无毛或被疏柔毛。

②茎扭曲，表面棕色或暗棕红色，有纵纹，下部茎节上有时具须根，断面实心。

③叶对生，多皱缩，展平后呈宽卵形或心形，基部微凹，全缘；上表面灰绿色或棕褐色，

下表面色较浅，主脉明显突起，用水浸后，对光透视可见黑色或褐色条纹。

④有的带花，花黄色，单生叶腋，每节上生花2朵。

⑤蒴果球形。气微，味淡（图6-4）。

3. 显微鉴定

（1）组织构造 取金钱草茎永久制片，置于显微镜下观察：①表皮细胞外被角质层，有时可见腺毛，头部单细胞，柄部1~2细胞。②栓内层宽广，细胞中有的含红棕色分泌物；分泌道散在，周围分泌细胞5~10个，内含红棕色块状分泌物；内皮层明显。③中柱鞘纤维断续排列成环，壁微木化。④韧皮部狭窄，木质部连接成环。⑤髓常成空腔（图6-5）。

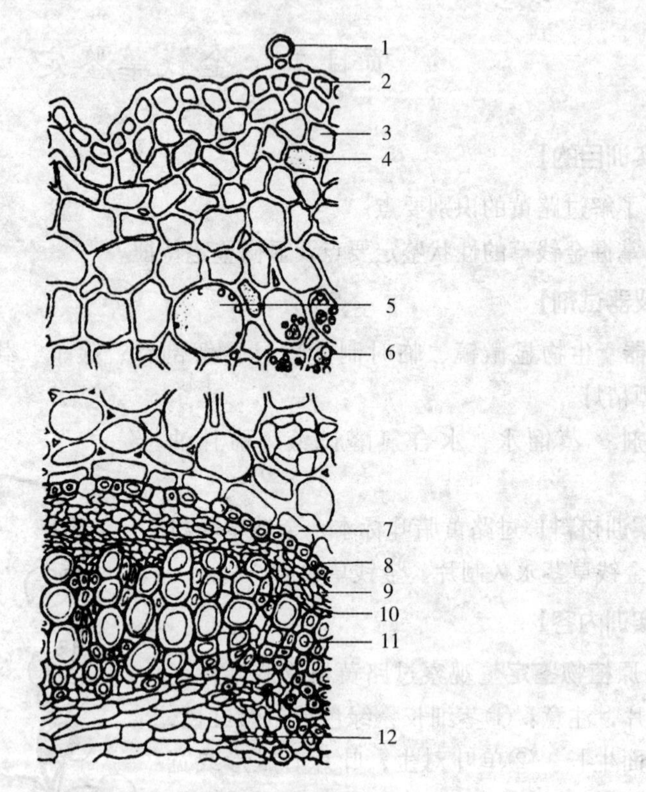

图6-5 金钱草茎横切面详图

1. 腺毛 2. 表皮细胞 3. 皮层 4. 棕色块 5. 分泌道 6. 薄壁细胞含淀粉粒 7. 内皮层 8. 中柱鞘纤维 9. 韧皮部 10. 形成层 11. 木质部 12. 髓

（2）粉末显微 制作金钱草粉末水装片，置于显微镜下观察：

①淀粉粒众多，单粒类圆形、半圆形盔帽状，脐点裂隙状或点状；复粒少数，多为2~3单粒组成。

②腺毛常破碎，只有一个细胞头，或带有柄细胞的断片，偶可见非腺毛碎片。

③表皮细胞垂周壁弯曲，可见角质纹理和腺毛脱落后的圆形痕，含有红棕色物质；下表皮细胞垂周壁波状弯曲，气孔为不等式或不定式。

④薄壁细胞碎片中有的含有红棕色块状或长条状物质。纤维甚长，腔大，木化。

⑤导管多为螺纹、网纹或孔纹（图6-6）。

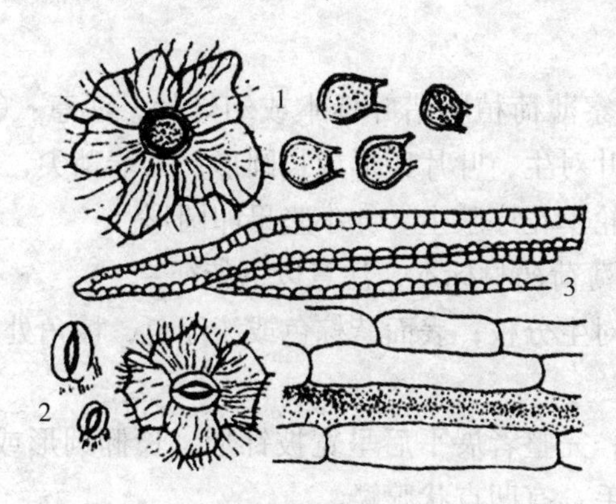

图6-6　金钱草粉末图

1. 腺毛　2. 气孔　3. 纤维

【实训提示】

1. 薄壁细胞碎片中可见含有红棕色块状或长条状物质，比较特殊，不同于其他药材。

2. 腺毛仅为单细胞腺头，内含分泌物，比较特殊。

【课堂检测】

1. 说出金钱草的识别要点。

2. 在金钱草粉末显微鉴定中都可以看到哪些显微特征？

3. 在显微镜下找出金钱草中的淀粉粒、腺毛及薄壁细胞碎片中含有的红棕色块状或长条状物质。

【实训思考】在金钱草的性状鉴定及显微鉴定中，哪点比较特殊？

【作业】

1. 记述金钱草的性状鉴定要点及显微鉴定特征。

2. 绘出金钱草粉末显微图。

项目三　薄荷鉴定

【实训目的】

1. 了解薄荷植物的识别要点。

2. 掌握薄荷的性状鉴定要点及显微鉴定特征。

【仪器试剂】

仪器　生物显微镜、临时制片用具（解剖针、镊子、载玻片、盖玻片、吸水纸等）、酒精灯。

试剂　蒸馏水、水合氯醛试液、稀甘油试液。

【实训材料】薄荷腊叶标本、薄荷药材标本、薄荷茎永久制片、薄荷叶粉末。

【实训内容】

1. 原植物鉴定 观察薄荷植物腊叶标本或幻灯片，注意：①多年生草本。②茎方形，有对生分枝。③单叶对生，叶片卵形或长圆形，先端稍尖，基部楔形，边缘具细锯齿，两面有疏短毛。④轮伞花序腋生。⑤小坚果卵圆形。

2. 性状鉴定 观察薄荷药材标本，注意以下特征：

①茎呈方柱形，有对生分枝；表面紫棕色或淡绿色，棱角处具茸毛；质脆，断面白色，髓部中空。

②叶对生，有短柄；完整者展平后呈宽披针形、长椭圆形或卵形，上表面深绿色，下表面灰绿色，稀被茸毛，有凹点状腺鳞。

③轮伞花序腋生，花冠淡紫色。

④揉搓后有特殊清凉香气，味辛凉。

3. 显微鉴定

（1）组织构造 取薄荷茎永久制片，置于显微镜下观察：①四方形。表皮为1列长方形细胞，外被角质层，有腺鳞，腺毛和非腺毛。②皮层薄壁细胞数列，排列疏松，四棱角处有厚角细胞。内皮层明显。③维管束在四角处较发达。韧皮部狭，形成层成环。木质部在四棱处发达。④髓部宽广，中心常呈空洞。⑤薄壁细胞中含有针簇状橙皮苷结晶（图6-7）。

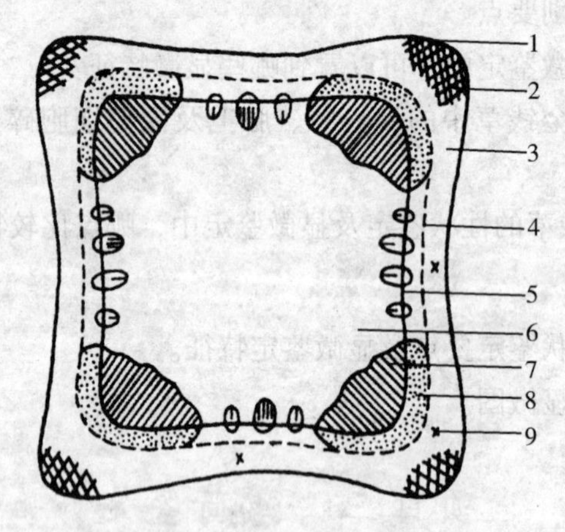

图6-7 薄荷茎横切面简图

1. 表皮 2. 厚角细胞 3. 皮层 4. 内皮层 5. 形成层
6. 髓部 7. 木质部 8. 韧皮部 9. 橙皮苷结晶

（2）粉末显微 制作薄荷粉末水装片，置于显微镜下观察：

①腺鳞头部顶面观呈圆形，侧面观扁球形，由8个细胞组成；内含淡黄色分泌物，柄单细胞，极短。

②非腺毛1~8细胞，稍弯曲，壁厚，外壁有疣状突起。

③小腺毛为单细胞头、单细胞柄。

④叶片下表皮细胞垂周壁波状弯曲，有众多直轴式气孔。

⑤叶肉及表皮薄壁细胞内有淡黄色针簇状或呈扇形橙皮苷结晶（图6-8）。

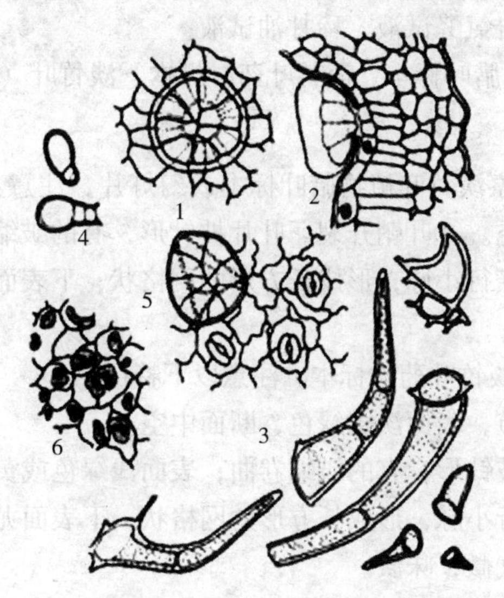

图6-8　薄荷（叶）粉末图

1. 腺鳞顶面观　2. 腺鳞侧面观　3. 非腺毛
4. 小腺毛　5. 气孔　6. 橙皮苷结晶

【实训提示】

1. 薄荷中的腺鳞顶面观呈圆形，侧面观扁球形，由8个细胞组成，比较特殊，常作为鉴定要点。

2. 滴加试液时，滴头不能碰到粉末，以防污染试剂。

【课堂检测】

1. 说出薄荷的识别要点。

2. 在显微镜下找出薄荷中的腺鳞、气孔及非腺毛等。

【实训思考】从哪些方面说明薄荷属于唇形科植物？

【作业】

1. 记述薄荷的性状鉴定要点及显微鉴定特征。

2. 绘出薄荷粉末显微图。

项目四　淡竹叶鉴定

【实训目的】

1. 了解淡竹叶植物的识别要点。

2. 掌握淡竹叶的性状鉴定要点及显微鉴定特征。

【仪器试剂】

仪器　生物显微镜、临时制片用具（解剖针、镊子、载玻片、盖玻片、吸水纸

等)、酒精灯。

试剂 蒸馏水、水合氯醛试液、稀甘油试液。

【实训材料】淡竹叶腊叶标本、淡竹叶药材标本、淡竹叶（叶）永久制片。

【实训内容】

1. 原植物鉴定 观察淡竹叶植物腊叶标本或幻灯片，注意：①茎呈圆柱形，有节，表面淡黄绿色，断面中空。②叶鞘开裂。叶片披针形，有的皱缩卷曲；表面浅绿色或黄绿色。③叶脉平行，具横行小脉，形成长方形的网格状，下表面尤为明显。④体轻，质柔韧。

2. 性状鉴定 观察淡竹叶药材标本，注意以下特征：

①茎呈圆柱形，有节，表面淡黄绿色，断面中空。

②叶鞘开裂。叶片披针形，有的皱缩卷曲；表面浅绿色或黄绿色。

③叶脉平行，具横行小脉，形成长方形的网格状，下表面尤为明显。

④体轻，质柔韧。气微，味淡。

3. 显微鉴定 制作淡竹叶粉末水装片，置于显微镜下观察：①上表皮细胞长方形或类方形，垂周壁波状弯曲，其下可见圆形栅栏细胞。②下表皮长细胞与短细胞交替排列或数个相连，长细胞长方形，垂周壁波状弯曲。③短细胞为哑铃形的硅质细胞和类方形的栓质细胞，于叶脉处短细胞成串。④气孔较多，保卫细胞哑铃形，副卫细胞近圆三角形。⑤非腺毛有三种：一种为单细胞长非腺毛；一种为单细胞短非腺毛，呈短圆锥形；另一种为双细胞短小毛茸，偶见（图6-9）。

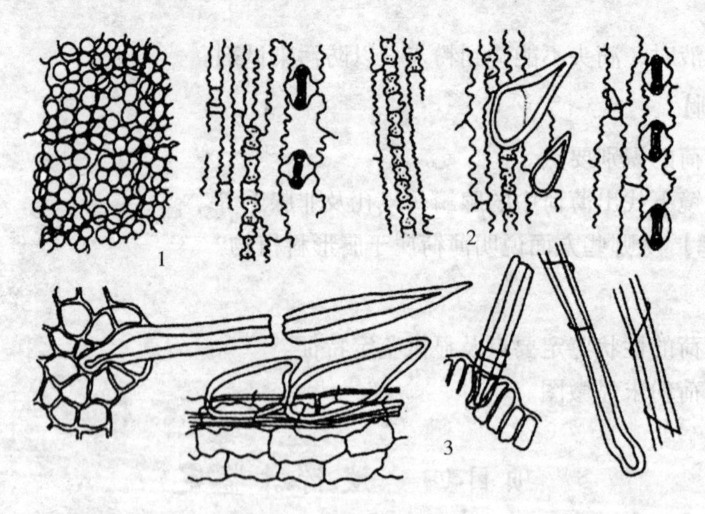

图6-9 淡竹叶粉末图

1. 上表皮细胞及叶绿素颗粒 2. 下表皮细胞及气孔、非腺毛 3. 非腺毛

【实训提示】淡竹叶中下表皮细胞及非腺毛、气孔特征明显，常作为鉴定要点。

【课堂检测】

1. 说出淡竹叶的识别要点。
2. 在淡竹叶的粉末显微鉴定中都可以看到哪些显微特征？

3. 在显微镜下找出淡竹叶中的下表皮细胞及非腺毛、气孔等。

【实训思考】淡竹叶中的非腺毛有几种，有什么不同？

【作业】

1. 记述淡竹叶的性状鉴定要点及显微鉴定特征。

2. 绘出淡竹叶表面显微图。

项目五 全草类中药性状鉴定

【实训目的】

1. 熟悉鱼腥草、垂盆草、仙鹤草、马鞭草、荆芥、香薷、益母草、穿心莲、紫花地丁、甜地丁、伸筋草、半枝莲、白花蛇舌草、石斛等常见中药的性状鉴定要点。

2. 掌握益母草与夏至草、紫苏梗与广藿香、泽兰与佩兰、大蓟与小蓟、车前草与蒲公英、青蒿与茵陈蒿、肉苁蓉与锁阳、绞股蓝与乌蔹莓、桑寄生与槲寄生等易混淆中药的区别点。

【仪器】放大镜、直尺、单面刀片。

【实训材料】益母草、夏至草、紫苏梗、广藿香、泽兰、佩兰、大蓟、小蓟、车前草、蒲公英、青蒿、茵陈蒿、肉苁蓉、锁阳、绞股蓝、乌蔹莓、桑寄生、槲寄生。

鱼腥草、垂盆草、仙鹤草、马鞭草、荆芥、香薷、穿心莲、紫花地丁、甜地丁、伸筋草、半枝莲、白花蛇舌草、石斛。

【实训内容】

一、易混淆中药的鉴定

1. 益母草与夏至草的鉴定

益母草性状鉴定要点：

①花前期茎呈方柱形，上部多分枝，四面凹下成纵沟。

②体轻，质韧，断面中部有髓。

③下部茎生叶掌状 3 裂，上部叶羽状深裂或浅裂成 3 片，裂片全缘或具少数锯齿。

④轮伞花序腋生，小花淡紫色，花萼筒状，花冠二唇形。

⑤气微，味微苦。

夏至草性状鉴定要点：

①茎呈类方柱形，有分枝，被倒生细毛。

②叶对生，黄绿色至暗绿色，多皱缩，完整叶片展平后呈掌状 3 裂，裂片具钝齿或小裂，两面密被细毛；叶柄长。

③轮伞花序腋生；花萼钟形，齿端有尖刺；花冠钟状，类白色。

④小坚果褐色，长卵形。

⑤气微，味微苦。

实训提示：益母草为一年或两年生草本植物，高可达1m左右，叶片初为卵形，后渐分裂成掌状三深裂，茎顶叶片线形，轮伞花序腋生，小花淡紫色；而夏至草植株较矮，高度50cm左右，叶形基本一致，叶片展平后呈掌状3裂，1/2左右，裂片先端较宽，钝齿状，轮伞花序，小花类白色。

2. 紫苏梗与广藿香的鉴定

紫苏梗性状鉴定要点：

①茎呈方柱形，四棱钝圆，长短不一。

②表面紫棕色或暗紫色，四面有纵沟及细纵纹，节部稍膨大。

③体轻，质硬，断面裂片状。

④饮片常呈斜长方形，木质部黄白色，射线细密，呈放射状，髓部白色，疏松或脱落。

⑤气微香，味淡。

广藿香性状鉴定要点：

①茎略呈方柱形，多分枝；老茎类圆柱形。

②质脆，易折断，断面中部有髓。

③叶对生，皱缩成团，展平后叶片呈卵形或椭圆形；两面均被灰白色绒毛；先端短尖或钝圆，基部楔形或钝圆，边缘具大小不规则的钝齿；叶柄细。

④气香特异，味微苦。

实训提示：紫苏梗茎呈方柱形，四棱钝圆，表面紫棕色或暗紫色，四面有纵沟及细纵纹，气微香，味淡；广藿香茎略呈方柱形，老茎类圆柱形，气香特异，味微苦。

3. 泽兰与佩兰的鉴定

泽兰性状鉴定要点：

①茎呈方柱形。

②叶片多皱缩，展平后呈披针形或长圆形，边缘具锐尖锯齿。

③气微，味淡。

佩兰性状鉴定要点：

①茎呈圆柱形。

②完整叶片3裂或不分裂，分裂者中间裂片较大，展平后呈披针形或长圆状披针形，基部狭窄，边缘有锯齿；不分裂者展平后呈卵圆形、卵状披针形或椭圆形。

③气芳香，味微苦。

实训提示：泽兰茎呈方柱形，气微，味淡，而佩兰茎呈圆柱形，气芳香，味微苦。

4. 大蓟与小蓟的鉴定

大蓟性状鉴定要点：

①茎呈圆柱形，表面绿褐色或棕褐色，有数条纵棱，被丝状毛。

②断面灰白色，髓部疏松或中空。

③叶皱缩，多破碎，完整叶片展平后呈倒披针形或倒卵状椭圆形，羽状深裂，边缘具不等长的针刺。

④气微，味淡。

小蓟性状鉴定要点：

①茎呈圆柱形，表面灰绿色或带紫色，具纵棱及白色柔毛。

②质脆，易折断，断面中空。

③叶互生，无柄或有短柄；叶片皱缩或破碎，完整者展平后呈长椭圆形或长圆状披针形；全缘或微齿裂，齿尖具针刺。

④气微，味微苦。

实训提示： 大蓟茎粗，髓部疏松，叶片羽状深裂，边缘具不等长的针刺；小蓟茎细，髓部小，叶片全缘或微齿裂，齿尖具针刺，且软而短。

5. 车前草与蒲公英的鉴定

车前草性状鉴定要点：

①根丛生须状或呈圆锥状。

②叶基生，具长柄；叶片呈卵状椭圆形或宽卵形，表面具明显弧形脉5~7条。

③穗状花序数条，花茎长。

④气微香，味微苦。

蒲公英性状鉴定要点：

①根呈圆锥状，根头部有棕褐色或黄白色的茸毛。

②叶基生，多皱缩破碎，完整叶片呈倒披针形，边缘浅裂或羽状分裂，基部渐狭，下延呈柄状，下表面主脉明显。

③花茎1至数条，每条顶生头状花序，花冠黄褐色或淡黄白色。

④气微，味微苦。

实训提示： 车前草根丛生或呈圆锥状，叶具明显弧形脉5~7条，穗状花序数条；蒲公英根呈圆锥状，根头部有棕褐色或黄白色的茸毛，花茎1至数条，每条顶生头状花序。

6. 青蒿与茵陈蒿（花茵陈）的鉴定

青蒿性状鉴定要点：

①茎呈圆柱形，上部多分枝。

②表面黄绿色或棕黄色，具纵棱线。

③质略硬，易折断，断面中部有髓。

④叶互生，暗绿色或棕绿色，卷缩易碎，完整者展平后为三回羽状深裂，裂片和小裂片矩圆形或长椭圆形，两面被短毛。

⑤气香特异，味微苦。

茵陈蒿（花茵陈）性状鉴定要点：

①茎呈圆柱形，多分枝。

②表面淡紫色或紫色，被短柔毛。

③体轻，质脆，断面类白色。

④叶密集，或多脱落；下部叶二至三回羽状深裂，裂片条形或细条形，两面密被白色柔毛；茎生叶一至二回羽状全裂，基部抱茎，裂片细丝状。

⑤气芳香，味微苦。

实训提示：青蒿茎表面黄绿色或棕黄色，具纵棱线，叶完整者展平后为三回羽状深裂，裂片和小裂片矩圆形或长椭圆形；而茵陈蒿下部叶二至三回羽状深裂，裂片条形或细条形，两面密被白色柔毛。

7. 肉苁蓉与锁阳的鉴定

肉苁蓉性状鉴定要点：

①扁圆柱形，稍弯曲。

②表面棕褐色或灰棕色，密被覆瓦状排列的肉质鳞叶，通常鳞叶先端已断。

③体重，质硬，微有柔性，不易折断，断面棕褐色，有淡棕色点状维管束，排列成波状环纹。

④气微，味甜、微苦。

锁阳性状鉴定要点：

①呈扁圆柱形，微弯曲。

②表面棕色或棕褐色，粗糙，具明显纵沟及不规则凹陷，有的残存三角形的黑棕色鳞片。

③体重，质硬，难折断，断面浅棕色或棕褐色，有黄色三角状维管束。

④气微，味甘而涩。

实训提示：肉苁蓉表面密被覆瓦状排列的肉质鳞叶，断面有淡棕色点状维管束，排列成波状环纹；锁阳表面具明显纵沟及不规则凹陷，有的残存三角形的黑棕色鳞片，断面有黄色三角状维管束。

8. 绞股蓝与乌蔹莓的鉴定：

绞股蓝性状鉴定要点：

①全草干燥皱缩。

②茎纤细灰棕色或暗棕色，表面具纵沟纹，被稀疏绒毛，小叶膜质，被糙毛。

③侧生小叶卵状长圆形或长圆状披针形，先端渐尖，基部楔形，两面被粗毛，叶缘有锯齿，齿尖具芒。

④味苦，有草腥气。

乌蔹莓性状鉴定要点：

①茎圆柱形，扭曲，有纵棱，多分枝，带紫红色；卷须二歧分叉，与叶对生。

②叶展平后为鸟足状复叶，小叶5，椭圆形、椭圆状卵形至狭卵形，边缘具疏锯齿，两面中脉有毛茸或近无毛，中间小叶较大，有长柄，侧生小叶较小。

③聚伞花序腋生。

④气微，味苦、涩。

实训提示：绞股蓝的卷须为腋生，乌蔹莓的卷须与叶对生；绞股蓝的花序为圆锥花序，乌蔹莓的花序为聚伞花序；绞股蓝为雌雄异株，乌蔹莓为雌雄同株。

9. 桑寄生与槲寄生的鉴定

桑寄生性状鉴定要点：

①茎枝呈圆柱形，表面红褐色或灰褐色，嫩枝有棕褐色茸毛。

②质坚硬，断面不整齐。

③皮部薄，易与木质部分离，木质部色较浅。

槲寄生性状鉴定要点：

①茎枝呈圆柱形，表面黄绿色、金黄色或黄棕色，有纵皱纹。

②节膨大，节上有分枝或枝痕。

③体轻，质脆，易折断，断面不平坦，皮部黄色，木质部色较浅，射线放射状，髓部常偏向一侧，嚼之有黏性。

实训提示：桑寄生表面红褐色，皮部薄，易与木质部分离，而槲寄生表面黄绿色或金黄色，节膨大，易从节处断开，髓部常偏向一侧。

二、常见中药的性状鉴定

1. 鱼腥草　①茎呈扁圆柱形，扭曲，表面黄棕色，具纵棱数条。②质脆，易折断。③叶片卷折皱缩，展平后呈心形，上表面暗黄绿色至暗棕色，下表面灰绿色或灰棕色。④穗状花序黄棕色。

2. 垂盆草　①茎纤细，部分节上可见纤细的不定根。② 3 叶轮生，叶片倒披针形至矩圆形，绿色，肉质，先端近急尖，基部急狭。③气微，味微苦。

3. 仙鹤草　①全体被白色柔毛。茎下部圆柱形，上部方柱形，有节。②体轻，质硬，断面中空。③单数羽状复叶互生，小叶大小不等，间隔排列，质脆，易碎。④总状花序细长，花瓣黄色。气微，味微苦。

4. 马鞭草　①茎呈方柱形，多分枝，四面有纵沟。②表面绿褐色，粗糙；质硬而脆，断面有髓或中空。③叶对生，绿褐色，完整者展平后叶片 3 深裂，边缘有锯齿。④穗状花序细长，有小花多数。气微，味苦。

5. 荆芥　①表面淡黄绿色或淡紫红色，被短柔毛。②体轻，质脆，断面类白色。③叶片 3 ~5 羽状分裂，裂片细长。④穗状轮伞花序顶生。气芳香，味微涩而辛凉。

6. 香薷（青香薷）　①基部紫红色，上部黄绿色或淡黄色，全体密被白色茸毛。②茎方柱形，基部类圆形。质脆，易折断。③叶对生，长卵形或披针形。④穗状花序顶生及腋生。气清香而浓，味微辛而凉。

7. 穿心莲　①茎呈方柱形，多分枝，节稍膨大；质脆，易折断。②单叶对生，叶柄短或近无柄，呈披针形或卵状披针形，先端渐尖，基部楔形下延，全缘或波状，两面光滑。③气微，味极苦。

8. 紫花地丁　①主根长圆锥形，淡黄棕色，有细纵皱纹。②叶基生，灰绿色，展平后叶片呈披针形或卵状披针形。③紫堇色或淡棕色，花距细管状。蒴果椭圆形或3裂，种子多数，淡棕色。

9. 甜地丁 ①根呈长圆锥形，表面红棕色，有纵皱纹。②单数羽状复叶，小叶片椭圆形，灰绿色，被白色柔毛。③花紫色，荚果圆筒状，被白色柔毛，种子细小。

10. 伸筋草 ①匍匐茎呈细圆柱形，其下有黄白色细根；直立茎作二叉状分枝。②叶密生茎上，螺旋状排列，线形或针形，黄绿色至淡黄棕色，无毛，先端芒状，全缘，易碎断。③质柔软，断面皮部浅黄色，木质部类白色。气微，味淡。

11. 半枝莲 ①根纤细。②茎丛生，较细，方柱形。③叶对生，有短柄；叶片呈三角状卵形或披针形，先端钝，基部宽楔形，全缘或有少数不明显的钝齿。④花单生于茎枝上部叶腋。气微，味微苦。

12. 白花蛇舌草 ①全草扭缠成团状，灰绿色或灰棕色。②主根1条，须根纤细。茎细而卷曲，具纵棱。③叶对生，易脱落，完整叶片线形，有托叶，膜质，下部联合，顶端有细齿。④花通常单生于叶腋，多具梗。气微，味淡。

13. 石斛 ①呈扁圆柱形。②表面金黄色或黄中带绿色，有深纵沟。③节明显，色较深，节上有膜质叶鞘。④质硬而脆，断面较平坦而疏松。气微，味苦。

【课堂检测】

1. 说出紫苏梗与广藿香的区别点。
2. 说出泽兰与佩兰的区别点，
3. 说出桑寄生与槲寄生的区别点。
4. 说出益母草的鉴定要点。

【实训思考】在对全草类中药进行性状鉴定时，常从哪些方面进行观察？

【作业】

1. 记述鱼腥草、荆芥、益母草的性状鉴定要点。
2. 简述泽兰与佩兰，肉苁蓉与锁阳，桑寄生与槲寄生的区别点。

模块七　藻类、菌类、树脂类及其他类中药鉴定技能实训

项目一　乳香、没药、血竭鉴定

【实训目的】

1. 熟悉血竭的理化鉴定方法。
2. 掌握乳香、没药、血竭的性状鉴定要点。

【仪器试剂】

仪器　乳钵、烧杯、试管。

试剂　蒸馏水。

【实训材料】乳香、没药、血竭药材标本，血竭药材粉末。

【实训内容】

1. 性状鉴定

(1) 观察乳香药材标本，注意以下特征：

①呈小形乳头状、泪滴状或不规则小块。

②表面淡黄色，有时微带绿色或棕红色，半透明而有光泽。

③质坚脆，断面蜡样，无光泽，亦有少数呈玻璃样光泽。

④气微芳香，味微苦，嚼之粘牙，唾液呈乳白色，微有香辣感。

(2) 观察没药药材标本，注意以下特征：

①呈不规则颗粒状或粘连成团块，大小不等。

②表面粗糙，呈黄棕色或红棕色，凹凸不平，被有粉尘。

③质坚脆，破碎面呈不规则颗粒状，带棕色油样光泽，并常伴有白色斑点或纹理。

④气香而特异，味苦而微辛。

(3) 观察血竭标本，注意以下特征：

①呈扁圆四方形或方砖形。

②表面暗红色，底部圆平，顶端有包扎成型所形成的纵折纹。

③质硬脆，破碎面黑红色，光亮。

④研粉则呈血红色。

2. 理化鉴定

（1）取乳香粉末少量，与水共研能形成白色乳状液。

（2）乳香遇热变软，易燃烧，烧之微有香气（但不应有松香气），显油性，冒黑烟，并有黑色残渣。

（3）取没药粉末少量，与水共研形成黄棕色乳状液。

（4）取血竭粉末少量，放入水中不溶，加热则软化。

（5）取血竭粉末，置白纸上，用火隔纸烘烤即熔化，但无扩散的油迹，对光照视呈鲜艳的红色。

【实训提示】乳香久储则颜色加深，与没药容易混淆，但水试鉴别容易区分。

【课堂检测】

1. 说出乳香、没药的性状特征。

2. 说出血竭的理化鉴定方法。

【实训思考】血竭属于树脂类中药，为名贵药材，容易掺入树脂类松香，用什么方法可以鉴别有无掺伪？

【作业】记述乳香、没药、血竭的性状鉴定要点及理化鉴定结果。

项目二　茯苓、猪苓鉴定

【实训目的】

1. 熟悉茯苓、猪苓的理化鉴定方法。

2. 掌握茯苓、猪苓的性状鉴定要点及显微鉴定特征。

【仪器试剂】

仪器　生物显微镜、蒸发皿、临时制片用具（酒精灯、载玻片、盖玻片、镊子、擦镜纸等）。

试剂　蒸馏水、稀甘油、碘-碘化钾试液、冰醋酸、硫酸、丙酮。

【实训材料】茯苓、猪苓药材标本，茯苓、猪苓粉末。

【实训内容】

1. 性状鉴定

（1）观察茯苓药材标本，注意以下特征：

①呈类球形、椭圆形、扁圆形或不规则团块，大小不一。

②外皮棕褐色至黑褐色，有明显的皱缩纹理。

③质坚实，断面淡红棕色或黄棕色，颗粒性。

④体重，质坚实，断面颗粒性，外层淡棕色，内部白色，少数淡红色。

⑤气微，味淡，嚼之粘牙。

（2）观察猪苓药材标本，注意以下特征：

①呈类球形、椭圆形、扁圆形或不规则团块，大小不一。

②外皮棕褐色至黑褐色，有明显的皱缩纹理或有瘤状突起。

③体轻，质硬，断面类白色或黄白色，略呈颗粒状。气微，味淡。

2. 显微鉴定

（1）制作茯苓粉末水装片，置于显微镜下观察：

①不规则颗粒状团块、分枝状团块，无色。

②菌丝无色或淡棕色，分枝状，枝端钝圆。可用水合氯醛装片不加热或5%氢氧化钾试液装片（图7－1）。

（2）制作猪苓粉末水装片，置于显微镜下观察：

①散在的菌丝细长、弯曲，有分枝，有的可见横隔。

②草酸钙结晶呈正八面体形、规则的双锥八面体形或不规则多面体，有时数个结晶集合。也可用水合氯醛加热装片或5%氢氧化钾装片（图7－2）。

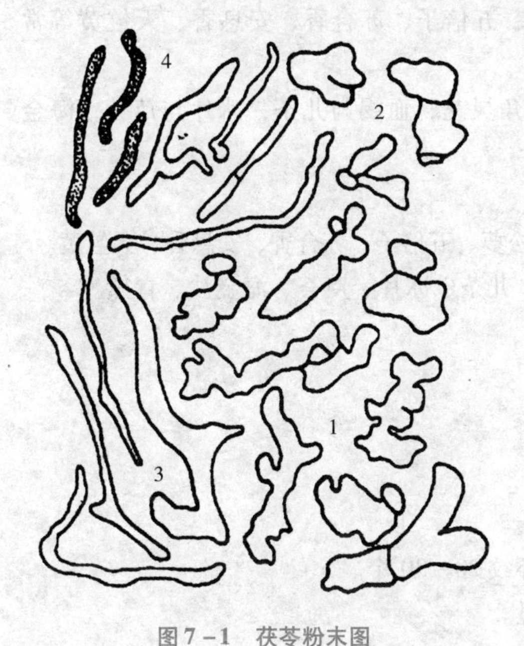

图7－1　茯苓粉末图

1. 分枝状团块　2. 颗粒状团块
3. 无色菌丝　4. 有色菌丝

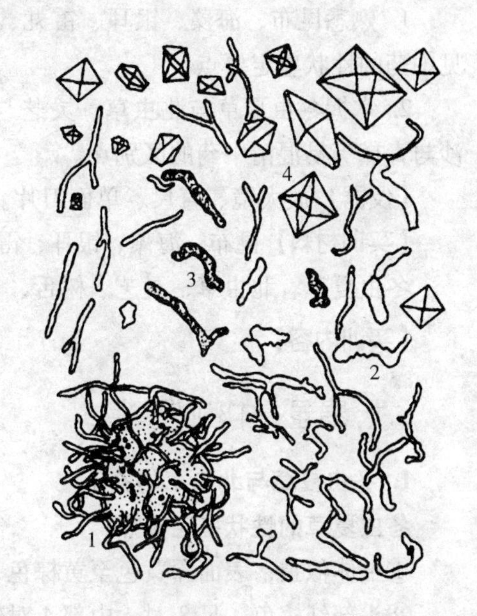

图7－2　猪苓粉末图

1. 菌丝黏结成团　2. 无色菌丝
3. 棕色菌丝　4. 草酸钙晶体

3. 理化鉴定

（1）检查多糖　取茯苓粉末少许，加碘－碘化钾试液数滴，显深红色。

（2）检查麦角甾醇　取茯苓粉末1g，加丙酮10mL，水浴加热回流10分钟，滤过，滤液蒸干，残渣加冰醋酸1mL溶解，再加硫酸1滴，显淡红色，后变淡褐色。

【实训提示】用氢氧化钾试液装片或理化鉴定使用硫酸时，要严格按照规定操作。

【课堂检测】

1. 说出茯苓、猪苓的识别要点。
2. 在显微镜下找出茯苓菌丝，猪苓中的草酸钙八面体结晶及菌丝。

【实训思考】在显微镜下，茯苓与猪苓菌丝有什么区别?

【作业】

1. 记述茯苓、猪苓的性状鉴定要点
2. 记述茯苓理化鉴定结果。
3. 绘出茯苓、猪苓粉末显微图。

项目三　藻类、菌类、树脂类及其他类中药性状鉴定

【实训目的】

1. 熟悉昆布、海藻、银耳、雷丸、松萝、五倍子、苏合香、安息香、天竺黄等常见中药的性状鉴定要点。

2. 掌握冬虫夏草与北虫草，灵芝与拟多角灵芝，血竭与儿茶，冰片与芦荟，海金沙与青黛等易混淆中药的区别点。

【仪器】放大镜、直尺、单面刀片。

【实训材料】昆布、海藻、银耳、雷丸、松萝、五倍子、苏合香、安息香、天竺黄。冬虫夏草、北虫草、灵芝、树舌、血竭、儿茶、冰片、芦荟、海金沙、青黛。

【实训内容】

一、易混淆中药的鉴定

1. 冬虫夏草与北虫草的鉴定

冬虫夏草的性状鉴定要点:

①虫体似蚕，表面深黄色至黄棕色，有环纹 20 ~ 30 个。

②头部红棕色，足 8 对，中部 4 对较明显。

③质脆，易折断。断面略平坦，淡黄白色。

④子座细长圆柱形，上部稍膨大，质柔韧。气微腥，味微苦

北虫草的性状鉴定要点:

①虫体为蛹，无明显的足部。

②子座顶端椭圆形。

实训提示：北虫草与冬虫夏草形态相似，容易混淆，但北虫草［蛹草 *Cordyceps militaris*（L.）Link. 的干燥子座及虫体］的虫体为虫蛹，无明显的足部而区别于冬虫夏草。

2. 灵芝与树舌的鉴定

灵芝的性状鉴定要点:

（1）赤芝

①呈伞状，菌盖肾形、半圆形或近圆形，直径 10 ~ 18cm，厚 1 ~ 2cm。

②表面黄褐色至红褐色，有光泽，具环状棱纹和辐射状皱纹，边缘薄而平截，常稍内卷。菌肉白色至淡棕色。

③菌柄圆柱形，侧生，红褐色至紫褐色，光亮。气微香，味苦涩。

（2）紫芝　皮壳紫黑色，有漆样光泽。菌肉锈褐色。

树舌的性状鉴定要点：

①呈肾形、半圆形，无菌柄。

②表面灰色。

实训提示：树舌又称平盖灵芝，外形与灵芝相似，时有混淆情况，但树舌仅有菌盖，而没有菌柄，表面灰色而区别于灵芝。

3. 血竭与儿茶的鉴定

血竭性状鉴定要点

内容见模块七项目一乳香、没药、血竭鉴定。

儿茶性状鉴定要点：

①方形或不规则块状。

②表面棕褐色或黑褐色，光滑而稍有光泽。

③断面不整齐，具光泽，有细孔，遇潮有黏性。

实训提示：两者形态相似，容易混淆，但血竭为暗红色，研磨成粉末后呈血红色，而儿茶为棕褐色，研磨成粉末后呈黑褐色。

4. 冰片与芦荟的鉴定

冰片性状鉴定要点：

①为白色结晶性粉末或片状结晶。

②气清香，味辛、凉。

芦荟性状鉴定要点：

①表面呈暗红褐色或深褐色，无光泽。

②体轻，断面粗糙或显麻纹，有特殊臭气，味极苦。

实训提示：两者的区别为：冰片为白色半透明结晶，气清香，口尝清凉感明显，而芦荟呈暗红褐色或深褐色，有特殊臭气，味极苦。

5. 海金沙与青黛的鉴定

海金沙性状鉴定要点：

①呈粉末状，棕黄色或浅棕黄色。

②体轻，手捻有光滑感，置手中易由指缝滑落。

③撒于火上，即发出轻微爆鸣声及明亮的火焰。

青黛性状鉴定要点：

①为深蓝色粉末。

②体轻，易飞扬；或呈不规则多孔性团块、颗粒，手搓捻即成细末。微有草腥气，

味淡。

③用火灼烧，有紫红色烟雾产生。

实训提示： 两者均为粉末状，但海金沙棕黄色，有光滑感，置手中易由指缝滑落，撒于火上，即发出轻微爆鸣声及明亮的火焰，而青黛为深蓝色粉末，用火灼烧，产生紫红色烟雾。

二、常见中药的性状鉴定

1. 昆布

（1）海带叶状体 ①卷曲折叠成团状，或缠结成把。②全体呈黑褐色或绿褐色，表面附有白霜。③用水浸软则膨胀成扁平长带状，中部较厚，边缘较薄而呈波状。④类革质，残存柄部扁圆柱状。

（2）昆布叶状体 ①卷曲皱缩成不规则团状。②全体呈黑色，表面附有白霜。③用水浸软则膨胀呈扁平的叶状，两侧呈羽状深裂，裂片呈长舌状，边缘有小齿或全缘。④质柔滑。用手捻之可剥离为二层。

2. 海藻 ①黑褐色，主干呈圆柱状，侧枝短小的刺状突起。②叶披针形或倒卵形、条形，质脆，潮润时柔软。③水浸后膨胀，肉质，黏滑。气腥，味微咸。

3. 银耳 ①子实体由数片瓣片组成，呈菊花形、牡丹花形或绣球形，白色或类黄色，表面光滑，有光泽，基蒂黄褐色。②角质，硬而脆。③浸泡水中膨胀，有胶质。气微，味淡。

4. 雷丸 ①类球形或不规则团块，表面黑褐色或灰褐色，有略隆起的不规则网状细纹。②质坚实，不易破裂，断面常有黄白色大理石样纹理。③气微，味微苦，嚼之有颗粒感，微带黏性，久嚼无渣。

5. 松萝 ①丝状缠绕成团。②表面灰绿色或黄绿色，粗枝表面有明显的环状裂纹，两侧有细短的侧枝，似蜈蚣足状。③密生柔韧，略有弹性，不易折断，断面可见中央有线状强韧的中轴。气微、味酸。

6. 五倍子 ①肚倍呈长圆形或纺锤形囊状，表面灰褐色或淡棕色，并被有灰黄色滑软的柔毛。②角倍呈菱角形，具不规则的角状分枝，表面被灰白色滑软的柔毛，壁较薄。③两者断面角质状，有光泽，内壁平滑，内有黑褐色死蚜及灰色粉末状排泄物。

7. 苏合香 ①为半流动性的浓稠液体。②棕黄色或暗棕色，半透明，质黏稠。③气芳香。

8. 安息香 ①为小块，稍扁平，表面橙黄色，具蜡样光泽或表面灰白色至淡黄白色。②质脆，易碎，断面平坦，白色，加热则软化熔融。③气芳香，味微辛，嚼之有沙粒感。

9. 天竺黄 ①为不规则的片块或颗粒，大小不一。②表面灰蓝色、灰黄色或灰白色，有的洁白色，半透明，略带光泽。③体轻，质硬而脆，易破碎，吸湿性强。无臭，味淡。

【课堂检测】

1. 说出冬虫夏草的性状鉴定要点。

2. 说出血竭的鉴定要点。

【实训思考】冬虫夏草为名贵药材，常用“三看一捏”鉴别真伪，“三看一捏”的具体内容是什么？

【作业】

1. 记述冬虫夏草、灵芝、冰片、五倍子的性状鉴定要点。

2. 简述海金沙与青黛，血竭与儿茶的区别点。

模块八　动物、矿物类中药鉴定技能实训

项目一　珍珠、阿胶、麝香鉴定

【实训目的】

1. 了解珍珠、麝香的理化鉴定方法。
2. 熟悉珍珠、阿胶、麝香的性状鉴定要点。
3. 掌握珍珠、麝香的粉末显微鉴定特征。

【仪器试剂】

仪器　生物显微镜、紫外光灯、临时制片用具（解剖针、镊子、载玻片、盖玻片等）。

试剂　蒸馏水、水合氯醛试液。

【实训材料】珍珠、阿胶、麝香药材标本，珍珠、麝香粉末。

【实训内容】

1. 性状鉴定

（1）观察珍珠药材标本，注意以下特征：

①呈类球形、卵圆形等。

②表面类白色、浅粉红色、浅黄绿色或浅蓝色。

③半透明，具特有的彩色光泽。

④破碎面可见同心环层纹。

（2）观察阿胶药材标本，注意以下特征：

①呈块状或丁状。

②棕色至黑褐色，有光泽。

③质硬而脆，断面光亮，碎片对光照视呈棕色半透明状。气微，味微甘。

（3）观察麝香仁药材标本，注意以下特征：

①粉末状或不规则颗粒状，其中呈不规则圆形或颗粒状者习称“当门子”。

②外表多呈紫黑色，微有麻纹，油润光亮，断面棕黄色。粉末状者多呈棕色或棕褐色或微带紫色。

③质柔、油润、疏松。

④气香浓烈而特异，味微辣、微苦带咸。

2. 显微鉴定

（1）制作珍珠粉末水装片，置于显微镜下观察：

①不规则碎块，半透明，具彩虹样光泽。

②表面显颗粒性，由数至十数薄层重叠，片层结构排列紧密，可见致密的成层线条或极细密的微波状纹理（图8-1）。

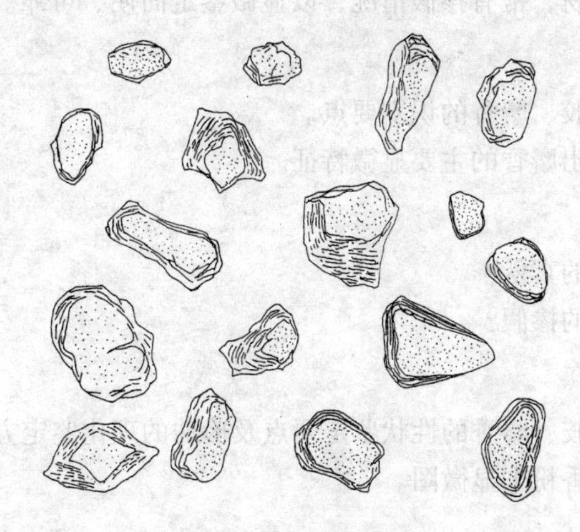

图8-1　珍珠粉末图

（2）制作麝香粉末水装片，置于显微镜下观察：

①由不定形颗粒集成团块，淡黄或淡棕色，半透明或透明。

②团块中有方形、柱形、八面体或不规则的晶体，并可见圆形油滴。

③不得有淀粉粒或其他植物、动物或矿物碎片（图8-2）。

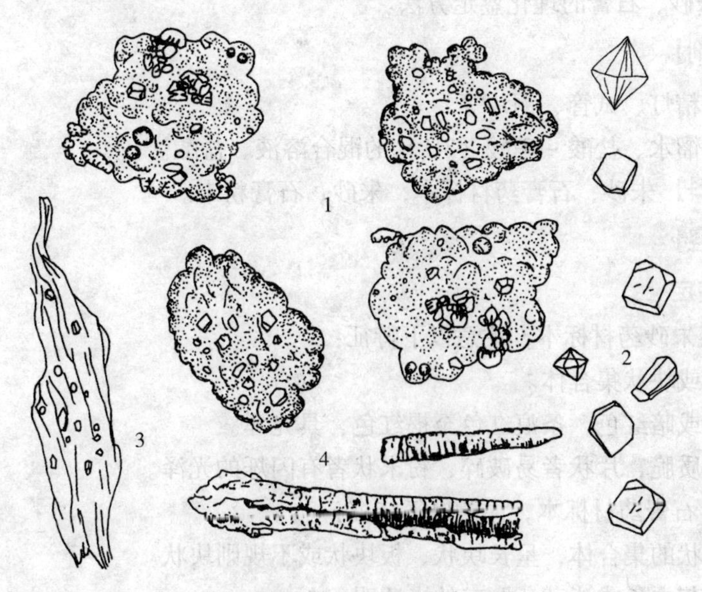

图8-2　麝香粉末图

1. 分泌物团块　2. 晶体　3. 表皮组织碎片　4. 麝毛

3. 理化鉴别

荧光试验　取珍珠数粒，置紫外光灯下观察，天然珍珠浅蓝紫色荧光，养殖珍珠显亮黄绿色荧光，通常环周部分较明亮。

【实训提示】

1. 珍珠多采用荧光鉴定。
2. 麝香为贵重药材，常有掺假情况，以显微鉴定简便、可靠。

【课堂检测】

1. 说出珍珠、阿胶、麝香的识别要点。
2. 在显微镜下找出麝香的主要显微特征。

【实训思考】

1. 怎样识别珍珠的真伪?
2. 怎样鉴定麝香的掺假?

【作业】

1. 记述珍珠、阿胶、麝香的性状鉴定要点及珍珠的理化鉴定方法。
2. 绘出珍珠、麝香粉末显微图。

项目二　朱砂、石膏鉴定

【实训目的】

1. 熟悉朱砂、石膏的性状鉴定特征。
2. 掌握朱砂、石膏的理化鉴定方法。

【仪器试剂】

仪器　酒精灯、试管、铜片等。

试剂　蒸馏水、盐酸-硝酸（3:1）的混合溶液、盐酸。

【实训材料】朱砂、石膏药材标本，朱砂、石膏粉末。

【实训内容】

1. 性状鉴定

（1）观察朱砂药材标本，注意以下特征：

①为粒状或块状集合体。

②鲜红色或暗红色，条痕红色至褐红色，具光泽。

③体重，质脆，片状者易破碎，粉末状者有闪烁的光泽。

（2）观察石膏药材标本，注意以下特征：

①为纤维状的集合体，呈长块状、板块状或不规则块状。

②白色、灰白色或淡黄色。有的半透明。

③体重，质地较软，纵断面具绢丝样光泽。

2. 理化鉴定

（1）取朱砂细粉用盐酸湿润，置光洁的铜片上擦之，则铜面变成银白色，加热烘烤，银白色消失。

（2）取朱砂粉末2g，加盐酸－硝酸（3∶1）的混合溶液2mL使溶解，蒸干，加水2mL使溶解，滤过，滤液显汞盐与硫酸盐的鉴定反应。

（3）取石膏一小块约2g，置具有小孔软木塞的试管中，灼烧，试管壁有水珠，小块变成不透明体。

（4）取本品粉末0.2g，于140℃烘20分钟，加水1.5mL，搅拌，放置5分钟，呈黏结的固体。（石膏加热失去一分子结晶水而成熟石膏，遇水变成具有黏性的固体，别的矿物无此特性）

【实训提示】使用化学试剂必须严格按照操作规范，尤其是使用盐酸和硝酸时要注意安全。

【课堂检测】

1. 说出朱砂、石膏的鉴定要点。

2. 理化鉴定会相应的操作。

【实训思考】

1. 在朱砂理化实验中，铜片为什么会变成银白色，加热烘烤后，为什么银白色会消失？

2. 在试管中灼烧石膏时，为什么试管壁有水珠生成？

【作业】记述朱砂、石膏的性状鉴定要点及理化鉴定结果。

项目三　动物、矿物类中药性状鉴定

【实训目的】

1. 熟悉全蝎、斑蝥、蜈蚣、地龙、水蛭、石决明、牡蛎、土鳖虫、蝉蜕、蟾酥、蛤蚧、鸡内金、穿山甲、五灵脂等常见中药的性状鉴定要点。

2. 掌握海马与海龙，龟甲与鳖甲，金钱白花蛇与赤练蛇，蕲蛇与乌梢蛇，鹿茸与鹿角，天然牛黄与人工牛黄，羚羊角与黄羊角，海螵蛸与桑螵蛸，朱砂与赭石，石膏与芒硝等易混淆中药的区别点。

【仪器】放大镜、直尺、单面刀片。

【实训材料】海马、海龙、龟甲、鳖甲、金钱白花蛇、赤练蛇、蕲蛇、乌梢蛇、鹿茸、鹿角、天然牛黄、人工牛黄、羚羊角、黄羊角、海螵蛸、桑螵蛸、朱砂、赭石、石膏、芒硝。

全蝎、斑蝥、蜈蚣、地龙、水蛭、石决明、牡蛎、土鳖虫、蝉蜕、蟾酥、蛤蚧、鸡内金、穿山甲、五灵脂、自然铜、炉甘石。

【实训内容】

一、易混淆中药的鉴定

1. 海马与海龙的鉴定

海马性状鉴定要点：

①扁长形而弯曲，头略似马头，有冠状突起，具管状长吻，两眼深陷。

②躯干部七棱形。

③尾部四棱形，渐细卷曲，习称“马头蛇尾瓦楞身”。

海龙性状鉴定要点：

①体狭长侧扁，头部前方具1管状长吻，眼眶突出，头与体轴在同一水平线上或略呈钝角。

②躯干部呈棱形，尾部渐细，尾端卷曲。体轻，骨质，坚硬。

③背鳍较长，胸鳍短宽。刁海龙、拟海龙无尾鳍；尖海龙有尾鳍。

实训提示：海马药材较粗、较短，头像马头，头总与躯干保持直角姿势或更为弯曲，其形状可概括为“马头蛇尾瓦楞身”。海龙狭长而扁，头部与体轴多在同一水平线上或略呈大钝角。

2. 龟甲与鳖甲的鉴定

龟甲性状鉴定要点：

①背甲：呈长椭圆形拱状。外表面棕褐色或黑褐色，脊棱3条。颈盾1块。椎盾5块。肋盾两侧对称，各4块。

②腹甲：呈板片状，近长方椭圆形。外表面淡黄棕色至棕黑色，盾片12块，每块具紫褐色放射状纹理。呈锯齿状嵌接。质坚硬。气微腥，味微咸。

鳖甲性状鉴定要点：

①呈椭圆形或卵圆形，背面隆起。

②外表面黑褐色，具灰黄色或灰白色斑点。

③内表面类白色，中部有突起的脊椎骨，两侧各有肋骨8条，伸出边缘。

实训提示：龟甲为龟科动物乌龟的背甲及腹甲，鳖甲为鳖科动物鳖的背甲。龟甲质地坚硬，皆为鳞甲嵌合而成。分腹甲与背甲，腹甲板片状，每块具紫褐色放射状纹理，背甲长椭圆形拱状，但鳖甲腹面灰白色，两侧各有8条肋骨伸出边缘，以此区别，比较容易。

3. 金钱白花蛇与赤练蛇的鉴定

金钱白花蛇性状鉴定要点：

①圆盘形，头在中央，尾常纳口中。

②盘径约3cm，蛇体直径约4mm。

③背部黑棕色，有光泽，具多数白色环纹，并有一条显著突起的脊棱。

赤练蛇性状鉴定要点：

①全体白色环纹比金钱白花蛇多，约70个左右。

②尤以头部长椭圆形，有“骷髅形”白色花纹。

实训提示：金钱白花蛇常见伪品为赤练蛇，不法商贩常将两者的幼蛇加工成圆盘状、铜钱大小，其外形相似，容易混淆。但赤练蛇体表白色环纹较多，头部有明显花纹。

4. 蕲蛇与乌梢蛇的鉴定

蕲蛇性状鉴定要点：

①头呈三角形，吻端向上突起，习称“翘鼻头”。

②背部浅棕色，有24个灰白色菱方形斑纹，习称“方胜纹”。

③腹部有多数类圆形黑斑，习称“连珠斑”。

④尾骤细而短，末端有一枚三角形的角质鳞片，习称“佛指甲”。

乌梢蛇性状鉴定要点：

①全体乌黑或黑褐色，被菱形细鳞。

②脊部高耸成屋脊状，俗称“剑脊”。

③尾渐细而长，习称“铁线尾”。

实训提示：蕲蛇有“翘鼻头”“方胜纹”“连珠斑”等特征；乌梢蛇全体乌黑，有剑脊、铁线尾等特征。

5. 鹿茸与鹿角的鉴定

鹿茸性状鉴定要点：

①常具有1~2个分枝或不分枝。

②枝顶钝圆，侧枝较主枝略细。

③皮红棕色，密布棕黄色细茸毛，上部毛密，下部较疏。

④锯口面黄白色，有蜂窝状细孔，外围无骨质，体轻。

鹿角性状鉴定要点：

①具多个分枝，侧枝多向两旁伸展。

②枝顶较尖。

③中、下部常具疣状突起，习称“骨钉”。

④基部盘状，上具不规则瘤状突起，习称“珍珠盘”。

实训提示：可以从大小、茸毛、骨化三个方面判别。其密生茸毛，体相对较展，未骨化者是鹿茸，形体较大，表面无毛骨化者为鹿角。

6. 天然牛黄与人工牛黄的鉴定

天然牛黄性状鉴定要点：

①本品多呈卵形、类球形等，表面黄红色至棕黄色，有的表面挂有一层黑色光亮的薄膜，习称“乌金衣”。

②体轻，质酥脆，易分层剥落，断面可见细密的同心层纹，有的夹有白心。

③气清香，味苦而后甘，有清凉感，嚼之易碎，不粘牙。

人工牛黄性状鉴定要点：

①多呈粉末状。

②淡棕黄色或金黄色。

③入口无清凉感，水溶液亦能“挂甲”

实训提示：人工牛黄由牛胆粉、胆红素、胆酸、猪去氧胆酸、胆固醇、牛磺酸、微量元素等配制而成，为粉末状，无层纹，入口无清凉感等可与天然牛黄区别。

7. 羚羊角与黄羊角的鉴定

羚羊角性状鉴定要点：

①长圆锥形，略呈弓形弯曲，类白色或黄白色。

②顶端有细孔道直通角尖，习称“通天眼”。

③全体有10~16个隆起的环脊，间距约为2cm，习称“水波纹”。

④锯口面类圆形，内有坚硬的角柱，习称“骨塞”。质坚硬。

黄羊角性状鉴定要点：

①黄羊角呈“S”形。

②颜色灰黑色

实训提示：羚羊角呈弓形，表面类白色或黄白色，有“通天眼”；而黄羊角呈“S”形，颜色灰黑色，无“通天眼”。

8. 海螵蛸与桑螵蛸的鉴定

海螵蛸性状鉴定要点：

①呈扁长椭圆形。中间厚，边缘薄。

②背面有磁白色脊状隆起，腹面白色，有细密波状横层纹。角质缘半透明，尾部较宽平，无骨针。

③体轻，质松，易折断，断面粉质，显疏松层纹。

桑螵蛸性状鉴定要点：

①略呈圆柱形或半球形，由多层膜状薄片叠成。

②表面浅黄褐色，上面带状隆起不明显，底面平坦或有凹沟。

③体轻，质松而韧，横断面可见外层为海绵状，内层为许多放射状排列的小室。

实训提示：两者皆体轻、质松，断面有层纹。但海螵蛸白色，而桑螵蛸黄褐色；海螵蛸质地硬，而桑螵蛸质地韧；海螵蛸扁长椭圆形，中间厚，边缘薄，腹面有细密波状横层纹，而桑螵蛸圆柱形或半球形，多层膜状薄片叠成。

9. 朱砂与赭石的鉴定

朱砂性状鉴定要点

内容见模块八项目二朱砂、石膏的鉴定。

赭石性状鉴定要点：

①多呈不规则的扁平块状。

②暗棕红色或灰黑色，有的有金属光泽。

③一面多有圆形的突起，习称“钉头”，另一面与突起相对应处有同样大小的凹窝。

④体重，砸碎后断面显层叠状。

实训提示：朱砂与赭石皆为颗粒状或块片状，体重色红，外形相似，容易混淆。但朱砂为鲜红色，具有金属光泽，而赭石为暗棕红色，表面常有“钉头”；另外，朱砂手触不染手而区别于赭石。

10. 石膏与芒硝的鉴定

石膏性状鉴定要点：

①为纤维状的集合体，呈长块状、板块状或不规则块状。

②白色、灰白色或淡黄色。有的半透明。

③体重，质地较软，纵断面具绢丝样光泽。

芒硝性状鉴定要点：

①为棱柱状、长方形或不规则块状及粒状。

②无色透明或类白色半透明。

③质脆，易碎，断面呈玻璃样光泽。

实训提示：石膏为半透明或不透明状，表面有纤维状纹理，纵断面具绢丝样光泽，而芒硝为无色透明状或类白色半透明，断面呈玻璃样光泽。

二、常见中药的性状鉴定

1. 全蝎　①头胸部和前腹部呈扁平长椭圆形，后腹部呈尾状。②前面有1对短小螯肢和1对长大钳肢。③后腹长于体，6节，节上有纵沟，末节有毒钩刺。气微腥，味咸

2. 斑蝥　①长圆形，背部具革质鞘翅，黑色，有3条黄色或棕黄色横纹。②胸腹部乌黑色，胸足3对。③有特异臭气，刺激性强，不宜口尝。

3. 蜈蚣　①扁平长条形，自第二节起每体节有足一对，共21对。②头部两节暗红色，背部黑绿色，有光泽，并有两条突起的棱线。③质脆，气腥，有特殊臭气。

4. 地龙　①全体具环节，背部棕褐色至紫灰色，腹部浅黄棕色；具有“白颈”，较光亮。②体前端稍尖，尾端钝圆。③体轻，略呈革质，气腥，味微咸。

5. 水蛭　①呈扁平纺锤形，有多数环节。②背部黑褐色或黑棕色，用水浸后，可见黑色斑点排成5条纵纹。③前端略尖，后端钝圆，两端各具1吸盘。④质脆，易折断，断面胶质状。气微腥。

6. 石决明　①椭圆形或卵圆形。螺旋部小，体螺部较大。②壳内面具彩色光泽。③质坚硬，不易碎。气微，味微咸。

7. 牡蛎　①贝壳为左右两片，左为下壳，较大而凹；右为上壳，较小平坦。②外表面有多层鳞片，灰色，极粗糙。③内表面类白色。质坚硬，断面层状。

8. 土鳖虫　①扁平卵圆形，背部紫褐色，有光泽，腹面红棕色。②背部有胸背板3节，腹背板9节，覆瓦状排列。③质松脆易碎，气腥臭，味微咸

9. 蝉蜕　①略呈椭圆形而弯曲。②表面黄棕色，半透明，有光泽。③复眼突出；额部先端突出。胸部背面呈十字形裂开。④体轻，中空，易碎。

10. 蟾酥　①呈扁圆形团块状或片状。②棕褐色或红棕色。团块状者质坚，不易折断，断面棕褐色，角质状。③气微腥，粉末嗅之作嚏。

11. 蛤蚧　①头扁平三角形。②背部灰黑色或银灰色，有黄白色、绿色疣点、橙红色斑点散在。③尾细长，有不甚明显的银灰色环带数条。

12. 鸡内金　①呈不规则囊片状。②表面黄色、黄绿色或黄褐色，薄而半透明，具多数明显的条状皱纹，呈波浪形。③质脆易碎，断面角质样，有光泽。

13. 穿山甲　①呈扇面形、三角形、菱形。②外表面黑褐色或黄褐色，宽端纵纹及横线纹。③内表面色较浅，中部有一条明显突起的弓形横向棱线。④角质，半透明，坚韧而有弹性，不易折断。

14. 自然铜　①呈块状。②表面亮淡黄色，有金属光泽，具条纹。③体重，质坚硬或稍脆，易砸碎。

15. 炉甘石　①为不规则的块状。②灰白色或淡红色，③表面粉性，无光泽，凹凸不平，多孔，似蜂窝状。④体轻，易碎。气微，味微涩。

【课堂检测】

1. 说出羚羊角与黄羊角的区别点。
2. 说出海螵蛸与桑螵蛸的区别点。
3. 说出朱砂与赭石的区别点。
4. 说出石膏与芒硝的区别点。

【实训思考】

1. 什么是“通天眼”，为哪种药材的重要特征？
2. 什么是“翘鼻头”“方胜纹”，为哪种药材的重要特征？

【作业】

1. 记述全蝎、斑蝥、蜈蚣、水蛭的性状鉴定要点。
2. 简述海马与海龙、龟甲与鳖甲、蕲蛇与乌梢蛇的区别点。

模块九 中成药鉴定技能实训

项目一 益元散鉴定

益元散由滑石、甘草和朱砂（60:10:3）制成，其中滑石、甘草粉碎成细粉，朱砂水飞成极细粉，三种粉末配研过筛，混匀即得散剂。本实训项目采用显微鉴定法对全处方进行鉴定；按《中国药典》制剂通则散剂项下的有关规定，进行装量差异、装量等项检查；利用薄层色谱法鉴定甘草中主要有效成分甘草次酸。

【实训目的】

1. 了解益元散的处方组成及包装检查。
2. 熟悉益元散的剂型检查。
3. 掌握益元散粉末显微鉴定。

【仪器试剂】

仪器 显微镜、载玻片、盖玻片、镊子、解剖针、酒精灯、分析天平、扁形称量瓶、烘箱、干燥器等。

试剂 甘油醋酸试液、水合氯醛试液。

【实训材料】 市售益元散。

【实训内容】

1. 包装检查 检查包装的完整性、清洁程度以及有无水迹、霉变或其他物质污染的情况，详细记录。注意药品名称、规格、批准文号、产品批号、有效期、药品生产企业名称、厂址等内容。

2. 剂型检查 本品为浅粉红色的细粉，手捻有润滑感，味甜。制剂应干燥、疏松、混合均匀、色泽一致。取供试品适量，置光滑纸上，平铺约 $5cm^2$，将其表面压平，在明亮处观察，应色泽均匀，无花纹与色斑。注意有无霉变、染螨、变色、粘连、潮解、虫蛀等现象。

（1）水分 按烘干法测定，不得过 9.0%。

（2）装量差异 取供试品（单剂量包装 6g/袋）10 袋，分别称定每袋内容物的重量，每袋装量与标示装量相比较，装量差异限度 ±7%，超出装量差异限度的不得多于 2 袋，并不得有 1 袋超出限度 1 倍。

（3）装量 取30g/瓶的供试品5瓶（250g/袋的取3袋），除去外盖和标签，容器外壁用适宜的方法清洁并干燥，分别精密称定重量，除去内容物，容器用适宜的溶剂洗净并干燥，再分别精密称定空容器的重量，求出每个容器内容物的装量与平均装量。平均装量均不少于标示装量；30g/瓶的每个容器的装量不少于标示装量的95%，250g/袋的每个容器的装量不少于标示装量的97%。如有1个容器装量不符合规定，则另取5瓶（250g/袋的取3袋）复试，应全部符合规定。

3. 显微鉴定 取本品适量，按水装片法制片或以水合氯醛试液制片，置于显微镜下观察：

①不规则块片无色，有层层剥落痕迹（滑石）。②纤维束周围薄壁细胞含草酸钙方晶，形成晶纤维（甘草）。③不规则细小颗粒暗棕红色，有光泽，边缘暗黑色（朱砂）（图9-1）。

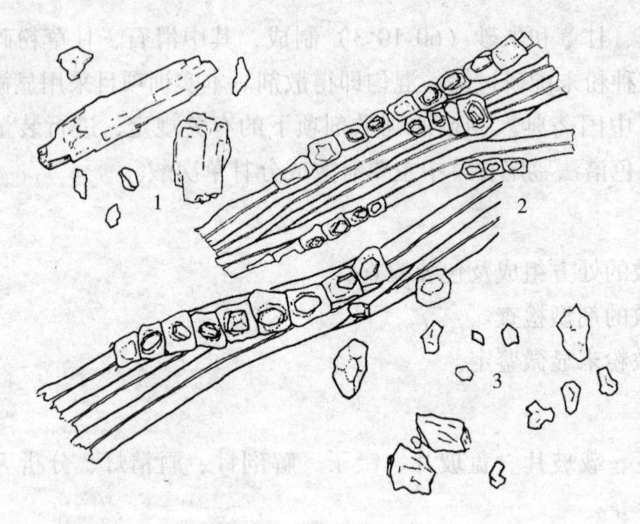

图9-1 益元散显微图

1. 滑石 2. 晶纤维（甘草） 3. 朱砂

4. 理化鉴定

薄层色谱 以本品作为供试品，以甘草次酸作为对照品。按《中国药典》薄层色谱法试验，应有相对应、同颜色的斑点。

【实训提示】

1. 益元散是药材原粉内服散剂，需达到细粉要求。

2. 益元散使用剂量为一次6g，市售药品有单剂量6g/包和多剂量包装30g/瓶、250g/袋三种包装规格，单剂量包装需检查装量差异，多剂量包装要检查最低装量。

【课堂检测】

1. 散剂的包装检查都包含哪些内容？

2. 益元散的显微鉴定特征有哪些？

【实训思考】水分测定有哪几种方法？分别适合什么样的样品？

【作业】完成实训报告，绘出益元散的粉末显微特征图。

项目二 二妙丸鉴定

二妙丸由苍术（炒）和黄柏（炒）（1:1）制成，粉碎成细粉，过筛混匀，用水泛丸，干燥即得丸剂。本实训项目采用显微鉴定法对全处方药材进行鉴定；按《中国药典》制剂通则项下有关丸剂的规定，进行水分、重量差异、装量差异、装量和溶散时限等项检查；利用薄层色谱对丸剂中苍术、黄柏和盐酸小檗碱鉴定。

【实训目的】

1. 了解二妙丸的处方组成及包装检查。
2. 熟悉二妙丸的剂型检查。
3. 掌握二妙丸的显微鉴定。

【仪器试剂】

仪器 显微镜、载玻片、盖玻片、镊子、解剖针、酒精灯；分析天平、扁形称量瓶、烘箱、干燥器、崩解仪等。

试剂 甘油醋酸试液、水合氯醛试液。

【实训材料】市售二妙丸。

【实训内容】

1. 包装检查 检查包装的完整性、清洁程度以及有无水迹、霉变或其他物质污染的情况，详细记录。注意药品名称、规格、批准文号、产品批号、有效期、药品生产企业名称、厂址等内容。

2. 剂型检查 本品为灰棕色至黄棕色的水丸，气微香，味甘、微辛。注意是否有该药特有的气味，有无霉变、染螨、变色、粘连、虫蛀等现象。

（1）水分 甲苯法检测水分，不得过9.0%。

（2）重量差异 以10丸为1份，取供试品10份，分别称定重量，再与每份标示重量（每丸标示量×称取丸数）相比较（无标示重量的丸剂，与平均重量比较），按下表的规定，超出重量差异限度的不得多于2份，并不得有1份超出限度1倍。

平均重量	重量差异限度
0.05g及0.05g以下	±12%
0.05g以上至0.1g	±11%

（3）装量差异 市售二妙丸单剂量包装为6g/袋（瓶），取供试品10袋（瓶），分别称定每袋（瓶）内容物的重量，每袋（瓶）装量与标示装量相比较，超出装量差异限度（±6%）的不得多于2袋（瓶），并不得有1袋（瓶）超出限度1倍。

（4）装量 取30g/瓶的供试品5瓶（120g/瓶的取3瓶），除去外盖和标签，容器外壁用适宜的方法清洁并干燥，分别精密称定重量，除去内容物，容器用适宜的溶剂洗净并干燥，再分别精密称定空容器的重量，求出每个容器内容物的装量与平均装量。平均装量均不少于标示装量，30g/瓶的不少于标示装量的95%，120g/瓶的不少于标示装量的97%。如有1个容器装量不符合规定，则另取5瓶（120g/瓶的取3瓶）复试，应全部符合规定。

（5）溶散时限　取供试品6丸，选择适当孔径筛网的吊篮，按崩解时限检查法（《中国药典》）片剂项下的方法加挡板进行检查。应在1小时内全部溶散。应在规定时间内全部通过筛网。如有细小颗粒状物未通过筛网，但已软化且无硬心者可按符合规定论。

3. 显微鉴定　取本品数粒，置于乳钵中研成细粉，取样适量，加蒸馏水或水合氯醛试液透化制片，置于显微镜下观察：

①纤维束鲜黄色，周围细胞含草酸钙方晶，形成晶纤维，含晶细胞壁木化增厚；石细胞鲜黄色，壁厚，有的呈分枝状（黄柏）。②草酸钙针晶细小，长10～32μm，不规则地充塞于薄壁细胞中（苍术）（图9－2）。

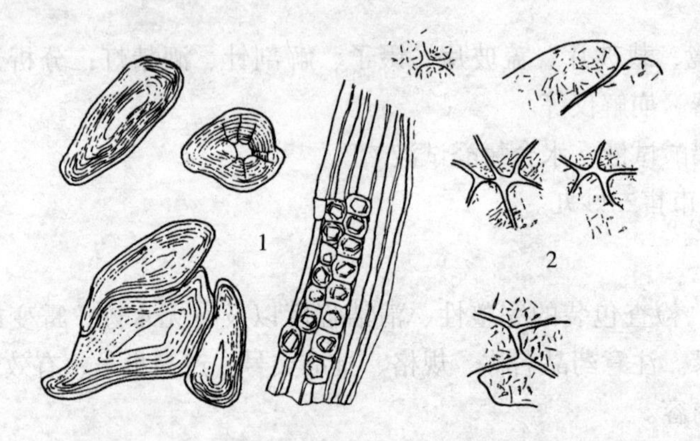

图9－2　二妙丸显微图

1. 石细胞和晶纤维（黄柏）　2. 薄壁细胞中草酸钙针晶（苍术）

4. 理化鉴定　以本品作为供试品，以苍术、黄柏为对照药材，以盐酸小檗碱为对照品。按《中国药典》薄层色谱法试验，应有相对应、同颜色的斑点。

【实训提示】目前全国有数家制药企业生产二妙丸，丸重约100丸6g，服用量为6～9g，有单剂量包装6g/袋和多剂量包装30g/瓶、120g/瓶等不同包装。

【课堂检测】二妙丸的显微特征有哪些？

【实训思考】为何二妙丸水分测定法选用甲苯法而不用烘干法？

【作业】完成实训报告，绘出二妙丸的粉末显微特征图

项目三　三黄片鉴定

三黄片由大黄、盐酸小檗碱和黄芩浸膏制成，市售片剂有大片和小片（含量为大片的二分之一）两种。本实训项目采用显微鉴定法对大黄药材进行鉴定，按《中国药典》制剂通则项下有关片剂的规定，进行重量差异、崩解时限检查，利用薄层色谱对片剂中

大黄和主要有效成分盐酸小檗碱、黄芩苷进行鉴定，

【实训目的】

1. 了解三黄片的处方组成及包装检查。
2. 熟悉三黄片的剂型检查。
3. 掌握三黄片的显微鉴定。

【仪器试剂】

仪器 显微镜、载玻片、盖玻片、镊子、解剖针、酒精灯；分析天平、崩解仪等。
试剂 甘油醋酸试液、水合氯醛试液。

【实训材料】市售三黄片。

【实训内容】

1. 包装检查 检查包装的完整性、清洁程度以及有无水迹、霉变或其他物质污染的情况，详细记录，有异常情况应单独检验。注意药品名称、规格、批准文号、产品批号、有效期、药品生产企业名称、厂址等内容。

2. 剂型检查 本品为糖衣片或薄膜衣片，除去包衣后显棕色，味苦、微涩。片剂外观应完整光洁、色泽均匀，有适宜的硬度；注意有无霉变、变色、裂片、变质等现象。

（1）重量差异 取供试品20片，精密称定总重量，求得平均片重后，再分别精密称定每片的重量，每片重量与标示片重相比较（无标示片重的片剂，与平均片重比较），按表中的规定，超出重量差异限度的不得多于2片，并不得有1片超出限度的1倍。

标示片重或平均片重	重量差异限度
0.3g以下	±7.5%
0.3g及0.3g以上	±5%

糖衣片的片心应检查重量差异并符合规定，包糖衣后不再检查重量差异。其他包衣片应在包衣后检查重量差异并应符合规定。

（2）崩解时限 薄膜衣片，可改在盐酸溶液（9→1000）中进行检查，应在1小时内全部崩解，如有1片不能完全崩解，应另取6片复试，均应符合规定。糖衣片各片均应在1小时内全部崩解，如有1片不能完全崩解，应另取6片复试，均应符合规定。

3. 显微鉴定 取本品片，置于乳钵中研成细粉，取样适量，按水装片法制片或以水合氯醛试液制片，置于显微镜下观察：草酸钙簇晶大，直径60~140μm，棱角较钝；淀粉粒较多，脐点人字形或飞鸟状（大黄）（图9-3）。

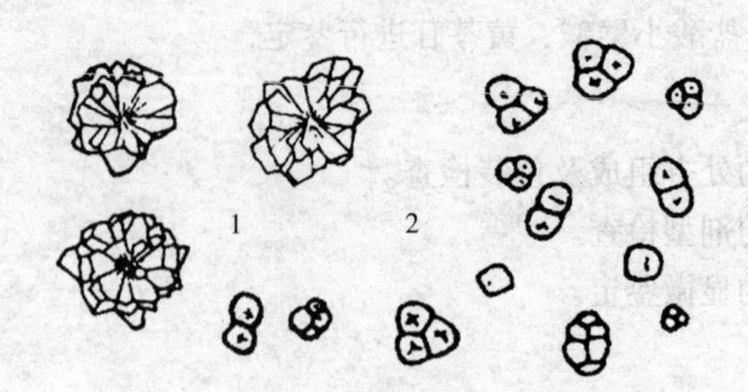

图9-3 三黄片显微图

1. 簇晶（大黄） 2. 淀粉粒（大黄）

4. 理化鉴定

（1）以本品为供试品，以土大黄苷为对照品，按《中国药典》薄层色谱法试验，不得有相对应、同颜色的荧光斑点。

（2）以本品为供试品，以大黄为对照药材，以盐酸小檗碱、黄芩苷为对照品，按《中国药典》薄层色谱法试验，有相对应、同颜色的斑点。

【实训提示】

1. 粉末中除草酸钙簇晶外还可以观察到网纹导管和大量淀粉粒。

2. 市售三黄片有大片和小片两种规格，同时既有糖衣片也有薄膜衣片，实训时应注意区分。

【课堂检测】 如何测定片剂的崩解时限？

【实训思考】 大黄中不含土大黄苷，为什么薄层色谱要选用土大黄苷作为对照品？

【作业】 完成实训报告，绘出三黄片的粉末显微特征图。

项目四 四消丸鉴定

四消丸由大黄（酒炒）、猪芽皂（炒）、牵牛子、牵牛子（炒）、香附（醋炙）、槟榔和五灵脂（醋炙）制成。七味药粉碎成细粉，混匀后用醋泛丸。本实训项目选用显微鉴定法鉴定大黄、牵牛子、香附，按《中国药典》制剂通则项下有关丸剂的规定，进行水分、重量差异、装量差异、装量和溶散时限等项检查，采用薄层色谱对丸剂中大黄进行鉴定。

【实训目的】

1. 了解四消丸的处方组成及包装检查。

2. 熟悉四消丸的剂型检查。

3. 掌握四消丸的理化鉴定。

【仪器试剂】

仪器 显微镜、载玻片、盖玻片、镊子、解剖针、酒精灯；分析天平、扁形称量瓶、烘箱、干燥器、崩解仪等。

试剂 甘油醋酸试液、水合氯醛试液。

【实训材料】市售四消丸。

【实训内容】

1. 包装检查 检查包装的完整性、清洁程度以及有无水迹、霉变或其他物质污染的情况，详细记录。注意药品名称、规格、批准文号、产品批号、有效期、药品生产企业名称、厂址等内容。

2. 剂型检查 本品为黄褐色的水丸，气微，味苦。注意是否有该药特有的气味，有无霉变、染螨、变色、虫蛀等现象。

(1) *水分* 烘干法水分不得过9.0%。

(2) *重量差异* 以10丸为1份，取供试品10份，分别称定重量，再与每份标示重量（每丸标示量×称取丸数）相比较，重量差异限度±9%，超出重量差异限度的不得多于2份，并不得有1份超出限度1倍。

(3) *装量* 取供试品5袋，除去外盖和标签，外壁用适宜的方法清洁并干燥，分别精密称定重量，除去内容物，用适宜的溶剂洗净并干燥，再分别精密称定空袋的重量，求出每袋内容物的装量与平均装量，平均装量均不少于标示装量，每袋的装量不少于标示量（标示量6g/袋或3g/袋）的93%。如有1个装量不符合规定，则另取5袋复试，应全部符合规定。

(4) *溶散时限取* 供试品6丸，选择适当孔径筛网的吊篮，按崩解时限检查法（《中国药典》）片剂项下的方法加挡板进行检查。应在1小时内全部溶散。如有细小颗粒状物未通过筛网，但已软化且无硬心者可按符合规定论。

3. 显微鉴定 取本品片，置于乳钵中研成细粉，取样适量，按水装片法制片或以水合氯醛试液制片，置于显微镜下观察：

①草酸钙簇晶大，直径60~140μm，棱角钝（大黄）。②单细胞非腺毛长50~240μm；子叶碎片中有圆形或椭圆形分泌腔，草酸钙簇晶直径10~25μm；种皮栅状细胞侧面观长柱形，外列较长，有光辉带，向内渐短，壁厚（牵牛子）。③分泌细胞类圆形或长圆形，含红棕色物（香附）（图9-4）。

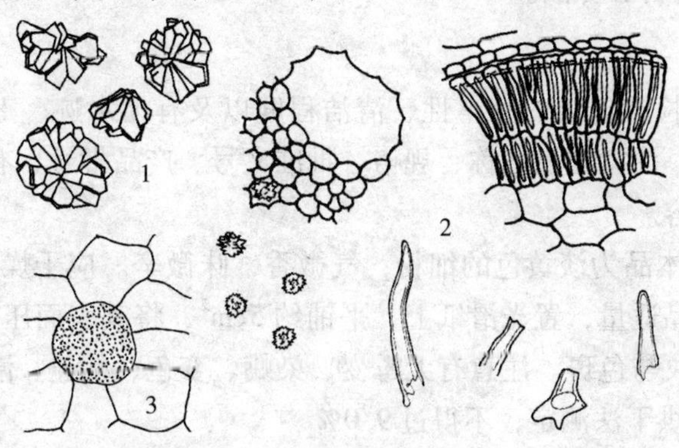

图9-4 四消丸显微图

1. 簇晶（大黄） 2. 非腺毛、分泌腔、簇晶、种皮栅状细胞（牵牛子） 3. 分泌细胞（香附）

4. 理化鉴定 以本品作为供试品，以大黄药材作为对照药材。按《中国药典》薄层色谱法试验，应有相对应、同颜色的色谱斑点。

【实训提示】四消丸20丸重1g，10丸重约0.5g，重量差异限度应为±9%；目前有多个厂家生产，一次服用剂量为30~60丸。包装规格多为6g/袋（约120丸）或3g/袋（约60丸），均可以视为多剂量包装。

【课堂检测】

1. 如何使用分析天平？
2. 简述溶散时限实验的技术要点。

【实训思考】在溶散时间检测试验中，怎样选择吊篮筛网的孔径？

【作业】完成实训报告，绘出四消丸显微特征图。

项目五　五苓散鉴定

五苓散是将茯苓、泽泻、猪苓、肉桂和炒白术（3:5:3:2:3）粉碎成细粉，过筛混匀制成的散剂。本实训项目采用显微鉴定法对本品全方进行鉴定；按《中国药典》制剂通则有关散剂项下的规定，进行水分、重量差异、装量差异和装量检查；利用薄层色谱对丸剂中泽泻、白术以及肉桂进行鉴定。

【实训目的】

1. 了解五苓散的处方组成及包装检查。
2. 熟悉五苓散的剂型检查。
3. 掌握五苓散的显微鉴定。

【仪器试剂】

仪器 显微镜、载玻片、盖玻片、镊子、解剖针、酒精灯；分析天平、扁形称量瓶、烘箱、干燥器等。

试剂 甘油醋酸试液、水合氯醛试液。

【实训材料】市售五苓散。

【实训内容】

1. 包装检查 检查包装的完整性、清洁程度以及有无水迹、霉变或其他物质污染的情况，详细记录。注意药品名称、规格、批准文号、产品批号、有效期、药品生产企业名称、厂址等内容。

2. 剂型检查 本品为淡黄色的细粉，气微香，味微辛。应干燥、疏松、混合均匀、色泽一致。取供试品适量，置光滑纸上，平铺约5cm²，将其表面压平，在明亮处观察，应色泽均匀，无花纹与色斑。注意有无霉变、染螨、变色、粘连、潮解、虫蛀等现象。

（1）水分　按烘干法测定，不得过9.0%。

（2）装量差异　取供试品10袋（瓶），分别称定每袋（瓶）内容物的重量，每袋（瓶）装量与标示装量相比较，按表中的规定，超出装量差异限度的不得多于2袋

(瓶),并不得有1袋(瓶)超出限度1倍。

标示装量	装量差异限度
1.5g以上至6g	±7%
6g以上	±5%

(3)装量 取供试品5个,除去外盖和标签,容器外壁用适宜的方法清洁并干燥,分别精密称定重量,除去内容物,容器用适宜的溶剂洗净并干燥,再分别精密称定空容器的重量,求出每个容器内容物的装量与平均装量,平均装量不少于标示装量,每个容器的装量均应不少于标示装量的93%。如有1个容器装量不符合规定,则另取5个复试,应全部符合规定。

3. 显微鉴定 取本品适量,按水装片法制片或以水合氯醛试液制片,置于显微镜下观察:

①不规则分枝状团块无色,遇水合氯醛试液溶化;菌丝无色或淡棕色,直径4~6μm(茯苓)。②菌丝黏结成团,大多无色;草酸钙方晶正八面体形,直径32~60μm(猪苓)。③薄壁细胞类圆形,有椭圆形纹孔,集成纹孔群;内皮层细胞垂周壁波状弯曲,较厚,木化,有稀疏细孔沟(泽泻)。④草酸钙针晶细小,长10~32μm,不规则地充塞于薄壁细胞中(炒白术)。⑤纤维单个散在,长梭形,直径24~50μm,壁厚,木化;石细胞类方形或类圆形,壁一面菲薄(肉桂)(图9-5)。

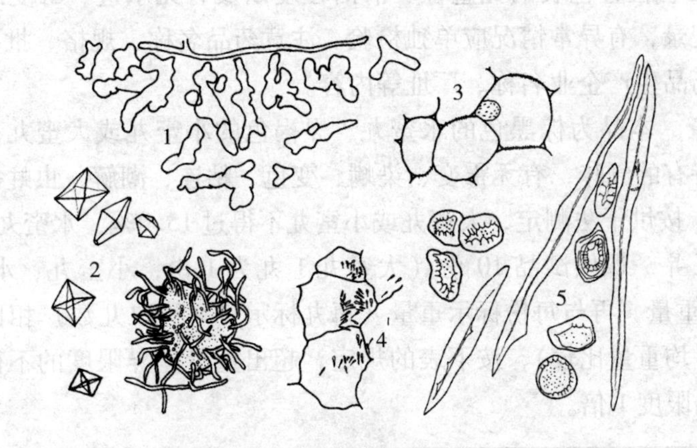

图9-5 五苓散显微图

1. 菌丝(茯苓) 2. 菌丝及方晶(猪苓) 3. 薄壁细胞(泽泻) 4. 薄壁细胞及针晶(泽泻) 5. 纤维及石细胞(肉桂)

4. 理化鉴定 以本品作为供试品,以泽泻、白术作为对照药材,以桂皮醛作为对照品。按《中国药典》薄层色谱法试验,应有相对应、同颜色的色谱斑点。

【实训提示】五苓散服用剂量6~9g,全国有8个制药企业生产,规格包括12g/袋(或瓶)、9g/袋(或瓶)、6g/袋(或瓶)等。

【课堂检测】在显微镜下找出五苓散中各味药的鉴定特征。

【实训思考】五苓散中茯苓和猪苓的显微特征有何不同？

【作业】完成实训报告，绘出五苓散的粉末显微特征图。

项目六　六味地黄丸鉴定

六味地黄丸为熟地黄、牡丹皮、山茱萸、茯苓、山药、泽泻（8:4:3:4:3:3）6味中药制成的水蜜丸、小蜜丸或大蜜丸。本实训利用显微鉴定法对全部处方药材进行鉴定；按《中国药典》制剂通则项下有关丸剂的规定，进行水分、重量差异、装量和溶散时限等项检查；利用薄层色谱法对牡丹皮中的主要有效成分丹皮酚进行鉴定。

【实训目的】

1. 了解六味地黄丸的处方组成及包装检查。
2. 熟悉六味地黄丸的剂型检查。
3. 掌握六味地黄丸的显微鉴定。

【仪器】显微镜、载玻片、盖玻片、镊子、解剖针、酒精灯；分析天平、扁形称量瓶、烘箱、干燥器、崩解仪等。

【实训材料】市售六味地黄丸。

【实训内容】

1. 包装检查　检查包装的完整性、清洁程度以及有无水迹、霉变或其他物质污染的情况，详细记录，有异常情况应单独检验。注意药品名称、规格、批准文号、产品批号、有效期、药品生产企业名称、厂址等内容。

2. 剂型检查　本品为棕黑色的水蜜丸、黑褐色的小蜜丸或大蜜丸；味甜而酸。注意是否有该药特有的气味，有无霉变、染螨、变色、粘连、潮解、虫蛀等现象。

（1）水分　按烘干法测定，大蜜丸或小蜜丸不得过15.0%，水蜜丸不得过12.0%。

（2）重量差异　取供试品10份（大蜜丸1丸为1份，小蜜丸、水蜜丸10丸为1份），分别称定重量，再与每份标示重量（每丸标示量×称取丸数）相比较（无标示重量的丸剂，与平均重量比较），按下表的规定，超出重量差异限度的不得多于2份，并不得有1份超出限度1倍。

标示重量（或平均重量）	重量差异限度
0.05g及0.05g以下	±12%
0.05g以上至0.1g	±11%
0.1g以上至0.3g	±10%
0.3g以上至1.5g	±9%
1.5g以上至3g	±8%

续表

标示重量（或平均重量）	重量差异限度
3g 以上至 6g	±7%
6g 以上至 9g	±6%
9g 以上	±5%

（3）装量差异　取水蜜丸或小蜜丸 10 袋（6g/袋），分别称定每袋内容物的重量，每袋装量与标示装量（6g）相比较，超出装量差异限度（±7%）的不得多于 2 袋，并不得有 1 袋超出限度 1 倍（±14%）。

（4）装量　取供试品 5 个（50g 以上者 3 个），除去外盖和标签，容器外壁用适宜的方法清洁并干燥，分别精密称定重量，除去内容物，容器用适宜的溶剂洗净并干燥，再分别精密称定空容器的重量，求出每个容器内容物的装量与平均装量，均应符合下表的有关规定。如有 1 个容器装量不符合规定，则另取 5 个（50g 以上者 3 个）复试，应全部符合规定。

标示装量	平均装量	每个容器装量
20g 以下	不少于标示装量	不少于标示装量的 93%
20g 至 50g	不少于标示装量	不少于标示装量的 95%
50g 以上	不少于标示装量	不少于标示装量的 97%

（5）溶散时限　取供试品 6 丸，选择适当孔径筛网的吊篮，按《中国药典》所规定的崩解时限检查法进行检查。小蜜丸、水蜜丸应在 1 小时内全部溶散。操作过程中如供试品黏附挡板妨碍检查时，应另取供试品 6 丸，以不加挡板进行检查。

3. 显微鉴定　取本品数粒，取样适量，按水装片法制片或以水合氯醛试液制片，置于显微镜下观察：

①薄壁组织灰棕色至黑棕色，细胞多皱缩，内含棕色核状物（熟地黄）。②木栓细胞表面观呈类方形、多角形，淡红色；草酸钙簇晶存在于无色薄壁细胞中，有时数个排列成行（牡丹皮）。③果皮表皮细胞橙黄色，表面观类多角形，垂周壁连珠状增厚（山茱萸）。④草酸钙针晶束存在于黏液细胞中，长 80～240μm；淀粉粒三角状卵形或矩圆形，直径 24～40μm，脐点短缝状或人字状（山药）。⑤不规则分枝状团块无色，遇水合氯醛试液溶化；菌丝无色，直径 4～6μm（茯苓）。⑥薄壁细胞类圆形，有椭圆形纹孔，集成纹孔群；内皮层细胞垂周壁波状弯曲，较厚，木化，有稀疏细孔沟（泽泻）（图 9－6）。

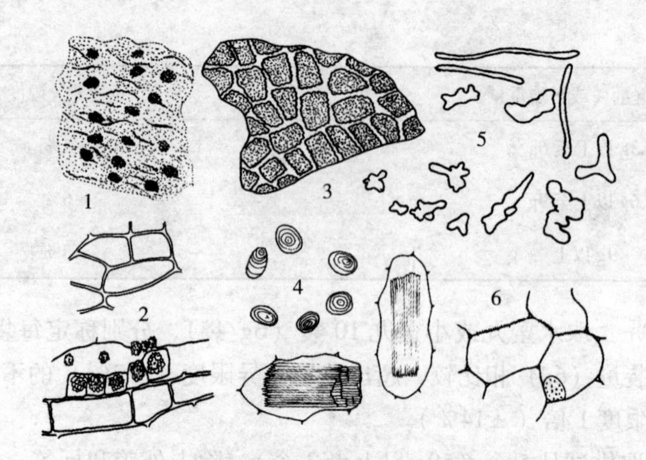

图9－6　六味地黄丸显微图

1. 薄壁细胞（熟地）　2. 木栓细胞及簇晶（牡丹皮）　3. 果皮表皮细胞（山茱萸）
4. 淀粉及针晶束（山药）　5. 菌丝（茯苓）　6. 薄壁细胞（泽泻）

4. 理化鉴定　以本品作为供试品，以牡丹酚作为对照品。按《中国药典》薄层色谱法试验，应有相对应、同颜色的色谱斑点。

【实训提示】

1. 全国有多家制药企业生产六味地黄丸，规格包括大蜜丸、小蜜丸、水蜜丸。大蜜丸基本均为9g/丸，单剂量包装；小蜜丸、水蜜丸存在一定差异，有6g/袋单剂量包装，也有30g/瓶、60/瓶、100粒/瓶、120/瓶等多剂量包装，有5丸/g、10丸/g、15丸/g、20丸/g等不同大小。

2. 以丸数标示的多剂量包装丸剂，不检查装量。

3. 大蜜丸不检查溶散时限。

【课堂检测】分别找出熟地黄、牡丹皮、山茱萸、茯苓、山药、泽泻的显微特征。

【实训思考】在显微鉴定中地黄的薄壁细胞、泽泻的薄壁细胞和山茱萸的果皮薄壁细胞有何不同？

【作业】完成实训报告，绘出六味地黄丸的显微特征图。

主要参考书目

1. 康廷国．中药鉴定学［M］．北京：中国中医药出版社，2003.
2. 王满恩．中药饮片鉴别新图说［M］．北京：人民卫生出版社，2010.
3. 王满恩．最新中药材真伪图鉴［M］．太原：山西科学技术出版社，2012.
4. 艾继周．天然药物学［M］．北京：高等教育出版社，2006.
5. 国家中医药管理局《中华本草》编委会．中华本草［M］．上海：上海科学技术出版社，1998.
6. 国家食品药品监督管理局执业药师资格认证中心编写组．中药学专业知识（二）［M］．北京：中国中医药出版社，2007.
7. 任仁安．中药鉴定学［M］．上海：上海科学技术出版社，1983.